Bien naître par l'ostéopathie

Editions Sully – BP 171 – 56005 Vannes Cedex – France
Tél. : 02 97 40 41 85, fax : 02 97 40 41 88
E-mail : editions.sully@wanadoo.fr
ISBN : 2-911074-27-0

Bien naître par l'ostéopathie

Mère Enfant

Jean-Paul Saby
Avec la collaboration de Sylvie Thomas

Photographies de Frédéric Olmo

Préface du professeur J.-P. Pracros

SULLY

Remerciements de l'auteur

Au professeur Jean-Pierre Pracros
Au professeur Yves Matillon
A Claude Petitjean,
Pascale Roy,
Georges et Florence Verney-Carron
pour leur concours actif et amical.

A tous ceux auprès de qui j'ai appris à faire passer
la connaissance au travers de la main.

A Anne-Laure, Géraldine et Romane, Marjorie,
qui m'ont permis les photos.

A tous ceux ayant apporté leur témoignage :
tant les patients que les confrères qui me font confiance.

A tous ceux qui m'ont entouré ou qui m'entourent
et à qui j'ai volé un temps précieux.

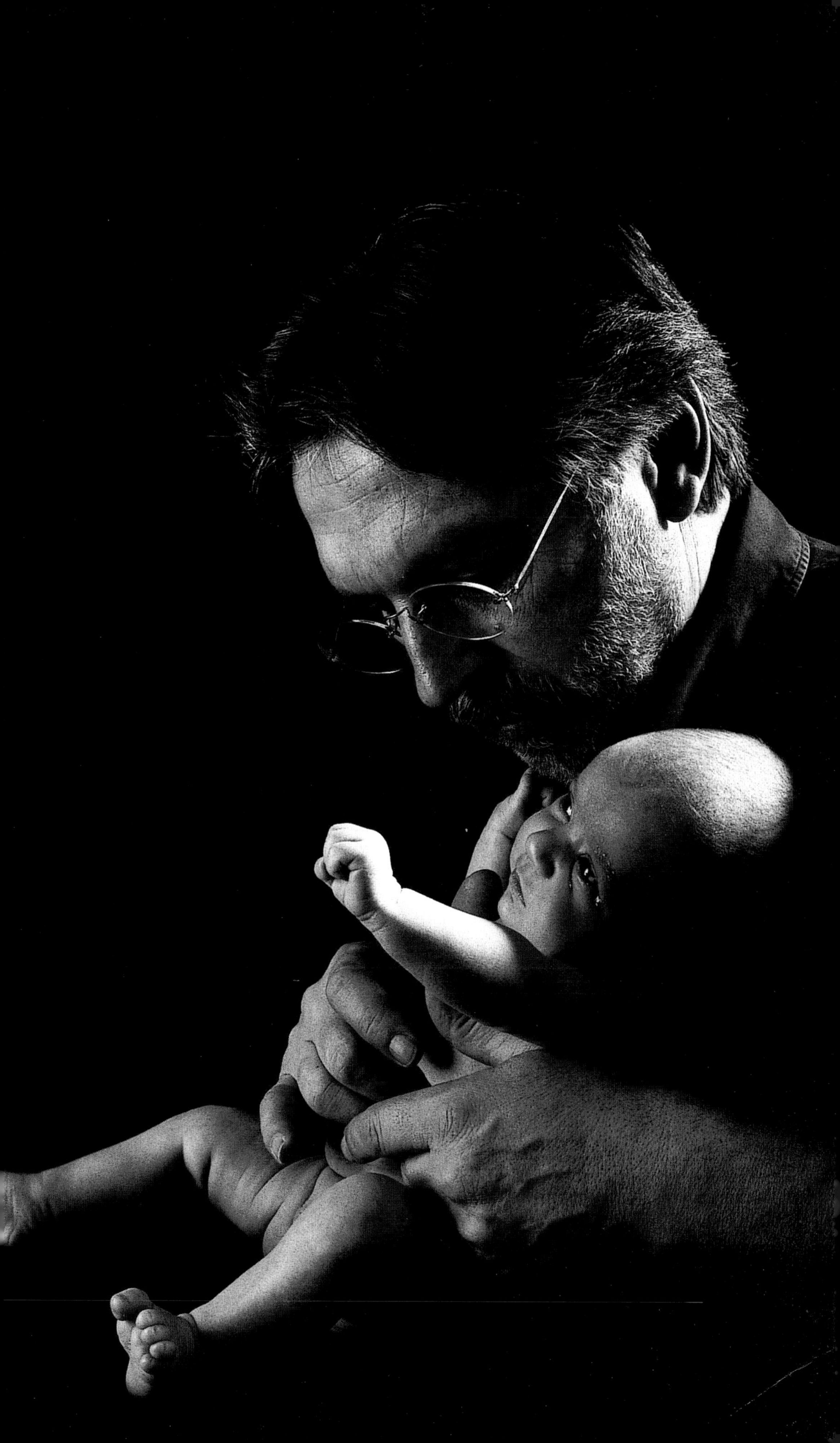

Sommaire

L'enfant

« L'homme, de tous les êtres vivants, est celui qui demande le plus de soins dans les premières années de son existence et la santé dont il jouit le reste de sa vie dépend le plus souvent de ces soins. »

Préface des « Préceptes de santé »
à Paris, 1772

« Aucune vérité n'est plus grande qu'une autre.
Chacun possède une sphère d'utilité qui lui est particulière.
Ainsi devons-nous traiter avec respect
et vénération toutes les vérités,
petites ou grandes. »

Andrew Taylor Still, « Autobiographie »

Préface

La pratique et l'ouvrage de Jean-Paul Saby m'ont fait comprendre ce qui différenciait l'ostéopathie d'autres méthodes thérapeutiques intitulées « médecine parallèle » et qui dans l'esprit de beaucoup relèvent de la magie et de la crédulité des gens.

Je pense qu'il en sera de même pour vous à la lecture de ce livre.

La médecine manuelle qu'exerce Jean-Paul Saby, ainsi que ses confrères inscrits au Registre des ostéopathes de France, repose sur les mêmes base que celles de la médecine enseignée en faculté : l'anatomie et la physiologie, et cela à un très haut niveau.

L'action porte sur la remise en position correcte d'articulations ou de structures osseuses qui ont été déplacées pour des raisons diverses et donc sur leur retour à une fonction normale. Il n'est pas question de guérir miraculeusement des affections génétiques, infectieuses ou cancéreuses.

Humblement, Jean-Paul Saby nous montre, de façon très logique et par des exemples tirés d'une expérience quotidienne, quel est le domaine d'efficacité de l'ostéopathie notamment chez l'enfant et chez la jeune maman.

En présence de douleurs durables de sièges divers et de maux variés, qui peuvent être d'ordre digestif ou urogénital,

par exemple, il existe souvent chez le petit enfant ou chez sa mère des pertubations physiques liées à la mauvaise position du fœtus ou à un accouchement difficile.
Ces troubles peuvent être levés en traitant la cause même du déséquilibre.
Le repositionnement doux des os et des articulations est un acte de bon sens.
En tant que radiologue d'enfants, j'ai pu apprécier objectivement par des examens d'imagerie le bienfait des mains de l'ostéopathe chez de nombreux enfants.
Destiné à un public large, connaissant mal l'ostéopathie et notamment son potentiel d'actions chez la mère et l'enfant, je souhaite que le livre de Jean-Paul Saby contribue à élever l'ostéopathie au niveau des pratiques médicales reconnues et enseignées dans les facultés françaises comme cela est déjà le cas dans d'autres pays.
Puisse-t-il aider la mère et l'enfant dans l'arrivée à la vie.

Professeur Jean-Pierre Pracros
Chef du service d'imagerie pédiatrique et fœtale
de l'hôpital Debrousse, Lyon

Pourquoi
l'ostéopathie ?
Pourquoi
les mamans ?
Pourquoi
un livre ?...

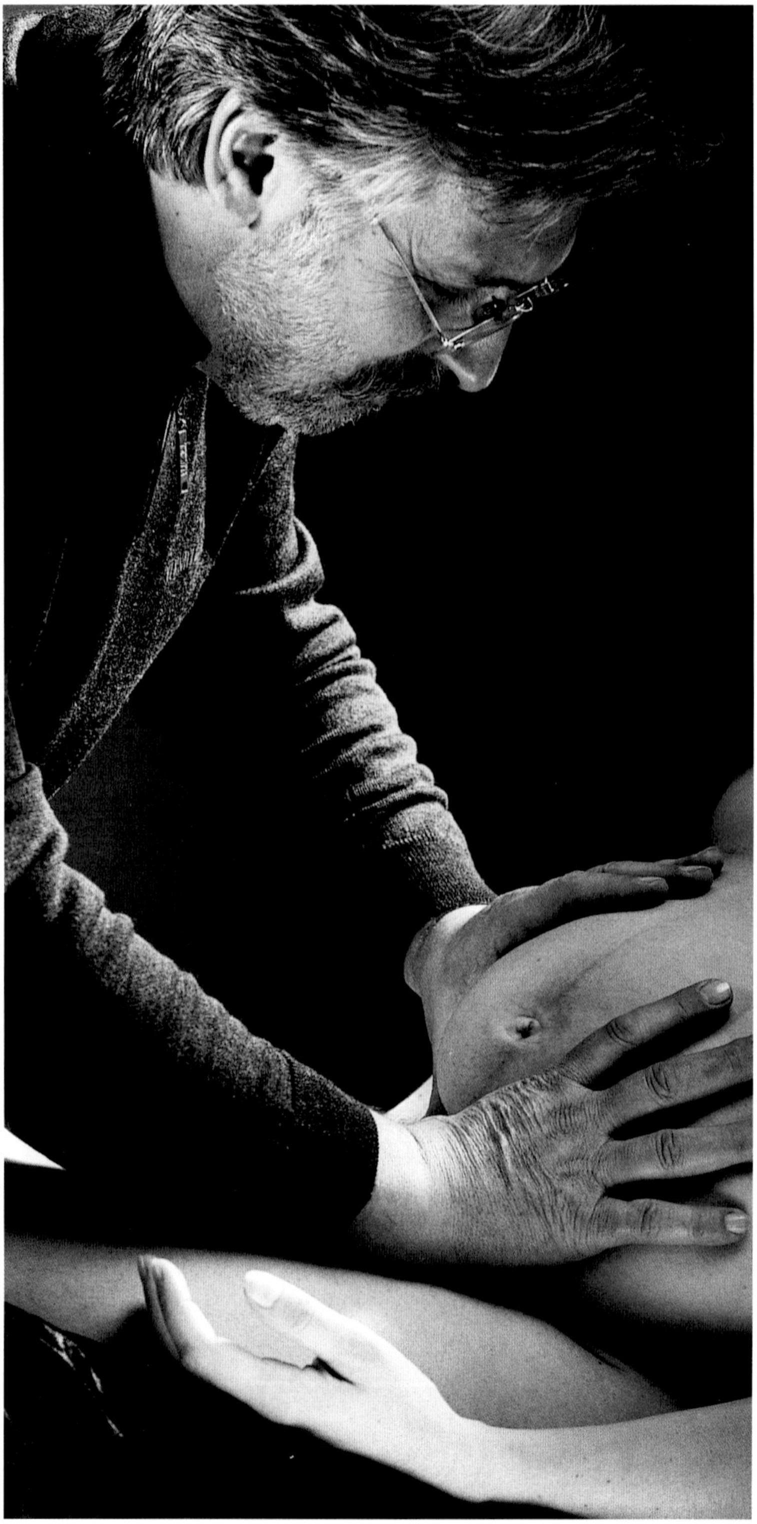

L'OSTÉOPATHIE est à la mode. Des livres, des articles de presse lui sont régulièrement consacrés. En en parlant autour de soi, on s'aperçoit qu'il y a toujours quelqu'un qui consulte ou a consulté un ostéopathe ! Pourtant, cette médecine manuelle est encore mal connue, largement sous-estimée et mal évaluée dans ses vastes indications. Se fiant à son nom (issu de la terminologie anglo-saxonne et conservé par respect de la tradition), les patients potentiels croient, la plupart du temps, qu'elle ne concerne que les os.

Si on pense à elle pour une vertèbre déplacée, elle est rarement utilisée pour tous les autres maux qu'elle peut soulager. Et souvent, il lui est fait appel alors que tout le reste a échoué et ce après nombre d'examens, de médicaments, de traitements, voire d'opérations qu'elle aurait peut-être pu éviter.

C'est cette constatation qui a poussé Jean-Paul Saby à vouloir écrire ce livre. Après dix ans d'exercice comme kinésithérapeute, initié et formé à la médecine chinoise par ses maîtres J. A. Lavier et le professeur Chang à Hongkong, il obtient le diplôme de l'Ecole européenne d'ostéopathie de Maidstone (Kent), en Angleterre, et plus récemment le diplôme universitaire d'analyse clinique et économique

de la décision médicale. Il pratique l'ostéopathie depuis vingt ans à Lyon et s'intéresse particulièrement aux troubles des nourrissons et des jeunes enfants, après avoir été l'élève de John Upledger, spécialiste de l'enfant aux Etats-Unis. Et surtout, de nombreuses mamans, après, mais aussi pendant et même avant leur grossesse, et de très nombreux nouveau-nés, nourrissons et jeunes enfants sont passés, avec profit, entre ses mains ! Car plus l'ostéopathie intervient tôt, plus son action s'avère rapide et efficace.
Malheureusement, la démarche vers l'ostéopathie n'est encore ni spontanée, ni immédiate. Il est vrai aussi que les ostéopathes, pour qui la réflexion et l'intelligence trouvent leur aboutissement au bout des doigts, comme un potier modèle sa terre, ne sont pas, parfois, de grands communicants !
Ils ont en général du mal à expliquer leur action avec simplicité, et les tentatives de décryptage de cet art de soigner par la main sont restées jusqu'alors floues, ou très techniques.
C'est pourquoi Jean-Paul Saby s'est adjoint la plume d'une journaliste, Sylvie Thomas, qui retranscrit, ici, le fruit de leurs entretiens sur l'ostéopathie, agrémenté de ses réflexions de néophyte, ainsi que d'interviews de mères et d'enfants traités par lui ou des praticiens exerçant en collaboration avec lui.
Il espère ainsi faire profiter ses consœurs et confrères de son expérience, amener les médecins à découvrir une technique et une pratique pouvant utilement venir compléter l'arsenal thérapeutique, mais aussi et surtout intéresser et informer le grand public et parmi celui-ci, les premiers concernés, car au départ de la vie : la mère et l'enfant.

L'ostéopathie

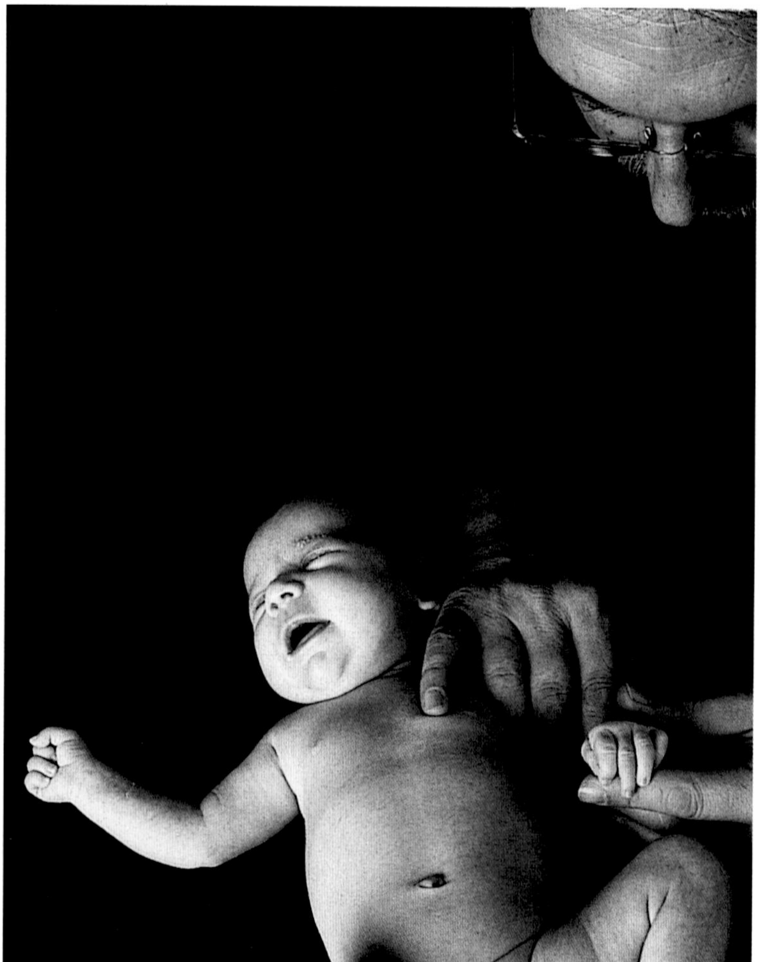

UNE SCIENCE ANCIENNE

L'ostéopathie n'est pas née de la dernière mode. Elle est même vieille comme le monde. En fait, cette thérapie exclusivement manuelle a été pratiquée de façon intuitive par l'homme depuis des siècles, depuis la Chine ancienne, qui l'avait incluse au rang de libération première de la circulation des énergies, depuis la Haute-Egypte, depuis Hippocrate de Cos en Grèce, Claude Gallien à Rome, Avicenne en Iran, en l'an 1 000. Cette science fut structurée au siècle dernier, aux Etats-Unis, par Andrew T. Still, l'un des premiers à comprendre les rapports existant entre la notion de santé et l'équilibre fonctionnel de l'ensemble des structures du corps humain. Formés à l'école américaine, les ostéopathes anglais ont, à leur tour, transmis leurs connaissances à l'Europe.

L'ostéopathie est un art.
Dans tout art il y a une technique qu'il faut apprendre et maîtriser.
L'art, lui, n'apparaîtra qu'après.
En fait, il était là de tout temps puisque justement, il est par-delà la durée.

Soigner la mère, soigner l'enfant, c'est aimer la femme et aimer l'enfant.
C'est, dans notre monde, dans le silence et l'attention, apprendre à communiquer autrement, apprendre à écouter l'autre. Etre là. Parler avec les mains après avoir écouté avec les mains, avec tout son être. C'est être ouvert à la vie naissante et c'est respecter l'autre.

L'OSTÉOPATHIE, COMMENT ÇA MARCHE ? A QUOI ÇA SERT ?

L'ostéopathie est une médecine manuelle qui traite l'ensemble du corps. Par des techniques manipulatives douces, délicates et très précises, l'ostéopathe remet en mouvement squelette, muscles et organes accessibles, comme on libère un tiroir coincé, une porte dont les gonds sont grippés.
Il restaure la circulation des fluides, du sang, des énergies.
En intervenant sur une partie du corps, il agit sur une autre qui lui est liée. L'ostéopathie ne concerne donc pas que les lombalgies, les déformations du crâne ou de la face.
Difficultés de conception, reflux gastro-œsophagiens, constipations, rhinites, otites, strabismes, et bien d'autres maux, lorsqu'ils ont des causes d'ordre mécanique, sont de son ressort. Sans compter les troubles psychologiques, stress, agitation, dus aux tensions nerveuses que l'ostéopathe peut « dénouer ».

Ce n'est pas de la magie

« Ces gens-là ont de l'or dans les mains ! » (une maman reconnaissante). Les résultats obtenus par les ostéopathes, notamment sur les nourrissons, sont parfois tellement spectaculaires qu'on pourrait croire à de la magie !
Il ne s'agirait pas cependant de confondre l'ostéopathie avec l'imposition des mains ou la chirurgie à mains nues.
La science des ostéopathes s'appuie sur des principes physiologiques, anatomiques, logiques et de bon sens.
Elle présente l'avantage de prendre en considération l'ensemble de l'organisme, qu'elle tient pour un tout indissolublement lié (en ce sens, les ostéopathes ne sont pas non plus des rebouteux).
Les ostéopathes diplômés, et membres du Registre des ostéopathes de France, sont des physiologistes hors pair. Les étudiants de l'Ecole européenne d'ostéopathie, par exemple, doivent ingurgiter un programme de... 1 500 heures d'anatomie ! Les études comportent en tout, sur quatre années, 4 800 heures d'enseignement, théorique et surtout pratique. Ce sont donc des praticiens à haut niveau de responsabilité et à compétence spécifique.
Les ostéopathes savent qu'une douleur peut provenir du dysfonctionnement d'une tout autre partie du corps que celle où siège la douleur. Ils ne soignent pas une otite ou une entorse, mais une personne présentant une otite ou une entorse. Ils parlent de « chaînes lésionnelles » : une lésion (au niveau du bassin par exemple) va en engendrer une autre (au niveau du genou), qui va elle-même en entraîner une autre (au niveau du pied...). Une vraie cascade de douleurs ! La zone qui fait mal peut ainsi se trouver fort éloignée de sa source, de l'origine. Et il n'est pas

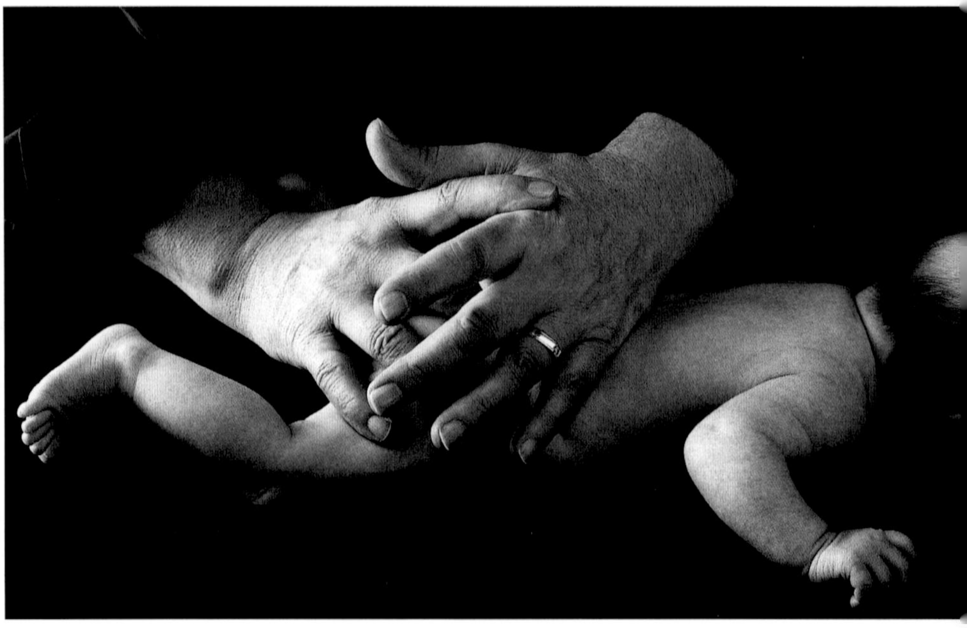

rare de voir l'ostéopathe se mettre à tirer sur le pied alors qu'on lui a dit souffrir d'un lumbago !
Autre merveille, les ostéopathes ont accès non seulement aux muscles, aux os et aux tendons, mais aussi aux organes internes : estomac, reins, intestins... par le biais de la palpation. C'est pourquoi, répétons-le, l'étendue des maux qu'ils peuvent traiter va bien plus loin que le simple squelette. Essayez pour vos migraines ou vos brûlures d'estomac, vous serez surpris !

Pourquoi pas un kiné ?

Un certain nombre d'ostéopathes sont d'anciens kinésithérapeutes et l'on peut se demander pourquoi faire appel à l'un plutôt qu'à l'autre. Comme pour les médecins venus à l'ostéopathie, c'est la constatation de leurs limites d'action thérapeutique qui les a conduits à envisager de compléter leur formation première, afin d'appliquer un traitement plus efficace encore, que celui initialement appris. Et ce, d'une part par la recherche fine de la lésion initiale ayant entraîné une pathologie et, d'autre part, par le développement d'un art manuel pouvant corriger cette lésion primaire.
En fait, ces deux exercices sont complémentaires. Le kinésithérapeute soigne en développant et en normalisant le mouvement physiologique volontaire. Après avoir, par des massages, apaisé, relâché le système musculo-ligamentaire, il va le rééduquer, donc le remettre en fonction normale. La kinésithérapie est irremplaçable dans les rééducations neurologiques, post-opératoires, post-traumatiques et pour le développement, le renforcement, la restauration d'un jeu

ligamentaire ou musculaire normal. Cette technique a largement sa place dans l'arsenal thérapeutique offert aux patients.
Cependant, la mobilité d'un organisme ne peut se faire sans la restauration de ce que les Anglo-Saxons appellent le « joint play », le jeu, la liberté de l'articulation, le petit mouvement non commandé par le cerveau et qui intéresse :

1. Une multitude de moyens de liaison qui maintiennent les plaques constituant notre boîte crânienne en bon équilibre et évitent par ces micromouvements que cette formidable boîte, avec son précieux trésor qu'est notre cerveau, n'éclate ou ne se fracture au moindre choc, au moindre traumatisme.
2. Une multitude de petits muscles intervertébraux ou interarticulaires intervenant sans commande volontaire et permettant, par exemple, de rester debout immobile sans se rendre compte que, microscopiquement, tout travaille afin que cette maudite pesanteur ne nous plaque au sol.

L'ostéopathie va donc permettre, après un apprentissage, une étude plus spécialisée et une analyse plus pointue de la biomécanique (la mécanique de la vie), de viser à restaurer cette partie infime du mouvement, irréalisable par la volonté, mais qui, cependant, conditionne la perfection de notre jeu tissulaire ou articulaire. Cette hyperspécialisation va être précieuse, car elle donne accès à la libération des mouvements physiologiques involontaires, sans intrusion à travers la peau comme le ferait l'acte chirurgical.
L'ostéopathe rétablit le micromouvement en recherchant le grain de sable qui a dérangé l'horloge humaine,

le kinésithérapeute profitant, comme après chirurgie par exemple, de cette restauration pour développer tout ce qui va faire d'un mouvement libre, un mouvement efficace. S'agissant du crâne du bébé ou de l'utérus de la maman, il va sans dire que c'est la mobilité quotidienne de l'organisme qui fera le travail, suite à la normalisation ou à l'ajustement réalisé par l'ostéopathe. Savez-vous qu'un diaphragme, sous l'impulsion du rythme respiratoire, effectue 30 000 allers-retours quotidiens, entraînant dans sa course le foie, l'estomac… ? qu'un cœur pulse 100 000 fois par jour et que tout cela donne un rythme au liquide céphalo-rachidien dans lequel baigne notre cerveau et notre moelle épinière et à tous les liquides de notre organisme ?
Cette mobilité interne alliée à la motilité (mouvement propre de l'organe) sera pour nous le meilleur « kinésithérapeute » intérieur et mettra en route l'autorégulation de notre corps.

Ostéopathie n'est pas vertébrothérapie

De prime abord, le terrain d'observation ou d'intervention de la vertébrothérapie et de l'ostéopathie paraît similaire. L'approche est pourtant radicalement différente. Que ce soit par l'étude de l'étiologie (la cause) des dysfonctions ou par les traitements effectués, le concept de l'ostéopathie est fondamentalement distinct de celui de la vertébrothérapie. Les manipulations vertébrales ne représentent en effet qu'une partie du traitement ostéopathique et elles ne sont jamais forcées. Les ostéopathes, véritables mécaniciens du corps, s'intéressent à toutes ses composantes.

Leurs mains soignent indifféremment la colonne vertébrale, le crâne et les organes accessibles, car il existe très souvent une interdépendance entre ces différents domaines, que la main, dialoguant avec le tissu, va percevoir.
Enfin, au niveau du traitement, le vertébrothérapeute va « remettre en place » alors que l'ostéopathe va remettre en mouvement et en rythme.

L'OSTÉOPATHIE NE SOIGNE PAS TOUT

L'ostéopathie ne prétend pas tout soigner. Si le cas qui se présente à lui ne relève pas de ses compétences, l'ostéopathe le constatera dès le premier entretien et surtout dès le premier examen palpatoire… ce qui vous évitera de perdre votre temps et surtout votre argent, la France ne s'étant pas encore décidée (contrairement aux pays anglo-saxons ou à la Belgique) à organiser et légaliser l'ostéopathie, et donc à la faire prendre en charge par la Sécurité sociale.
Si le trouble n'a pas d'origine mécanique, l'ostéopathe déclarera immédiatement forfait et vous orientera vers les traitements utiles. Mettons tout de suite les choses au point : aucun ostéopathe sérieux ne prétendra pouvoir guérir un cancer, le sida ou la tuberculose. Si le vôtre l'affirme, changez vite, c'est un dangereux fumiste.
En revanche, le reproche communément fait aux médecines dites « douces » de retarder la détection des maladies graves n'a dans ce cas aucun fondement, au contraire : un ostéopathe expérimenté trouve des signes d'alerte, même avant toute autre manifestation de la maladie.
Une consistance particulière des tissus, des réponses

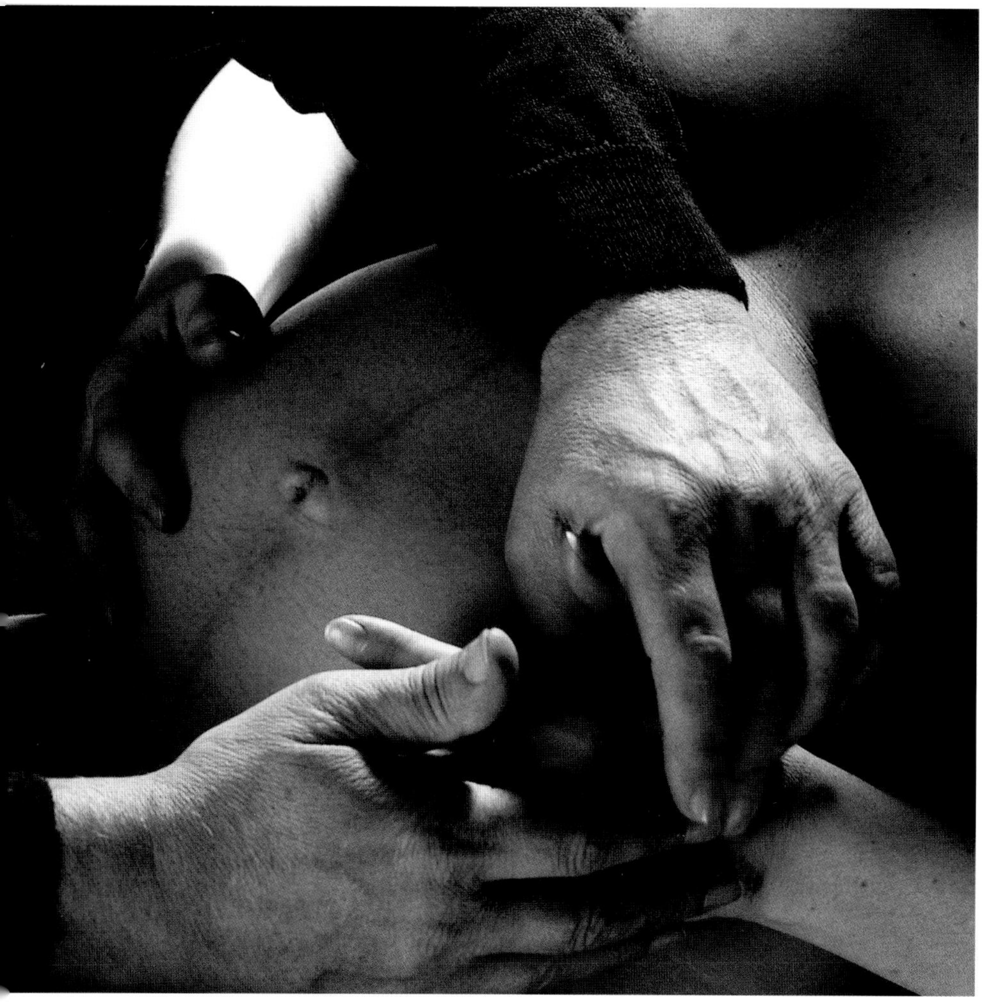

anormales aux manipulations (une absence de réaction, ou des réactions trop subitement positives, puis réduites à néant deux jours après) vont lui sembler suspectes.
Il conseille alors bien évidemment à son patient d'aller consulter auprès de la médecine traditionnelle et de passer des examens complémentaires.
Souffrir d'une maladie grave telle que le cancer n'empêche pas cependant de continuer à fréquenter avec profit son ostéopathe.
Certes, il n'est évidemment pas question de faire l'économie de la chirurgie, de la radiothérapie ou de la chimiothérapie quand elles s'avèrent nécessaires.
Mais l'ostéopathie permet de mieux supporter ces traitements, voire de renforcer leur efficacité, et de réduire les conséquences de la maladie en améliorant le confort et en soulageant la douleur du malade.

Une science du mouvement

Le don de la vie, c'est le don du mouvement, souvenez-vous de Pinocchio ! L'ostéopathie est la bonne fée qui restaure ce mouvement (externe, mais aussi interne : celui des organes non accessibles) lorsqu'il est entravé. Elle nous rend notre rythme propre, celui dans lequel nous nous sentons bien. Elle est donc en toute logique complètement indiquée dans l'installation de la grossesse, quand la femme a plus que jamais besoin que son corps vive et bouge de façon harmonieuse.
De même elle a son rôle à jouer dans l'arrivée d'un bébé. Par son action au niveau des rythmes crâniens, d'autant plus aisée que le crâne est alors très malléable, elle peut restaurer le mouvement naturel de ce dernier, très souvent perturbé au moment de l'accouchement. Le développement de l'enfant est alors à même de s'effectuer de façon harmonieuse.
Lors du premier examen, l'ostéopathe manipule avec précaution son patient sous toutes les coutures, sourcils froncés, l'air préoccupé. En fait, il palpe articulation par articulation, tissu par tissu. L'ostéopathe ayant des yeux au bout des doigts voit, perçoit et retranscrit ces informations dans son cerveau pour les interpréter, comme le ferait un marchand de tissus pour connaître la qualité d'une étoffe. Il voit ainsi quel est le mouvement « normal » et, par rapport à lui, recherche le mouvement « anormal », bloqué, restreint. Une fois celui-ci localisé, il traite ainsi le dysfonctionnement initial, la première lésion ostéopathique, origine de tous les autres problèmes chez l'adulte. Il commence son investigation par le haut du corps, là où viennent se répercuter, amplifiées, toutes les lésions.

Puis il descend progressivement. Il teste le jeu des articulations, levant les barrières, les restrictions de mouvement. Cependant, chez le nourrisson on teste très souvent du bas vers le haut pour apprécier le niveau de compression reçu lors de la poussée utérine (ou celle de la sage-femme) sur le bassin pour faire sortir la tête. Tous les organes, reins, estomac, intestins, etc., ont leur mouvement propre. S'ils sont trop tirés, leur mobilité est modifiée, restreinte, et c'est ce qui indique le geste correctif qui va devoir être réalisé.

Retrouver son rythme

Pour savoir si un mouvement est normal ou entravé, l'ostéopathe a donc dû percevoir le rythme propre de son patient. En effet, un mouvement de faible amplitude pourra être normal chez une personne, alors qu'un mouvement trois fois plus important sera néanmoins restreint chez une autre. C'est une fois mémorisé ce rythme personnel que l'ostéopathe pourra se livrer à son investigation et voir ce qui ne va pas.

L'organisme humain est composé à quelque 72 % de liquide : eau, sang, lymphe, liquide céphalo-rachidien, liquides interstitiels qui circulent entre les cellules, les tissus, la graisse, selon un rythme particulier à chacun d'entre nous. De là découlent les rythmes pulsatiles du liquide entourant le cerveau et la moelle épinière.

Les ostéopathes appellent ce mouvement liquidien le mouvement respiratoire primaire, car il démarre sur le premier cri de l'enfant et est lancé à la première respiration.

L'air remplit les poumons, apporte l'oxygène à l'ensemble

du corps. C'est comme une entrée d'air dans un ballon : les poumons aplatis se déplient, la cage thoracique se déploie, puis, spontanément, se vide.
La respiration est lancée, la vie à l'extérieur de la mère a pris son rythme qui ne cessera qu'au rendu du dernier soupir.
Barrages, lésions, tensions entravent cette circulation et en modifient le rythme. Un barrage trop important, par exemple, fatigue, épuise. C'est ce rythme que l'ostéopathe s'efforce de restaurer. Son but est de préserver la vie, le mouvement, la liberté.
C'est pour cela qu'en sortant d'une séance, on a l'impression de revivre : un corps qui bouge, c'est une sensation extraordinaire ! En même temps, il est passionnant d'apprendre (ou de redécouvrir) quel est son rythme propre, ou celui de son enfant. On peut ensuite essayer d'adapter son mode de vie de façon à ne pas trop le perturber. Un petit enfant en apparence agité, alors qu'en réalité son rythme est plutôt calme, a peut-être besoin qu'on arrête de le faire vivre à 100 à l'heure.
En revanche, un enfant d'allure apathique, malgré un rythme interne dynamique, peut souffrir d'un état dépressif.

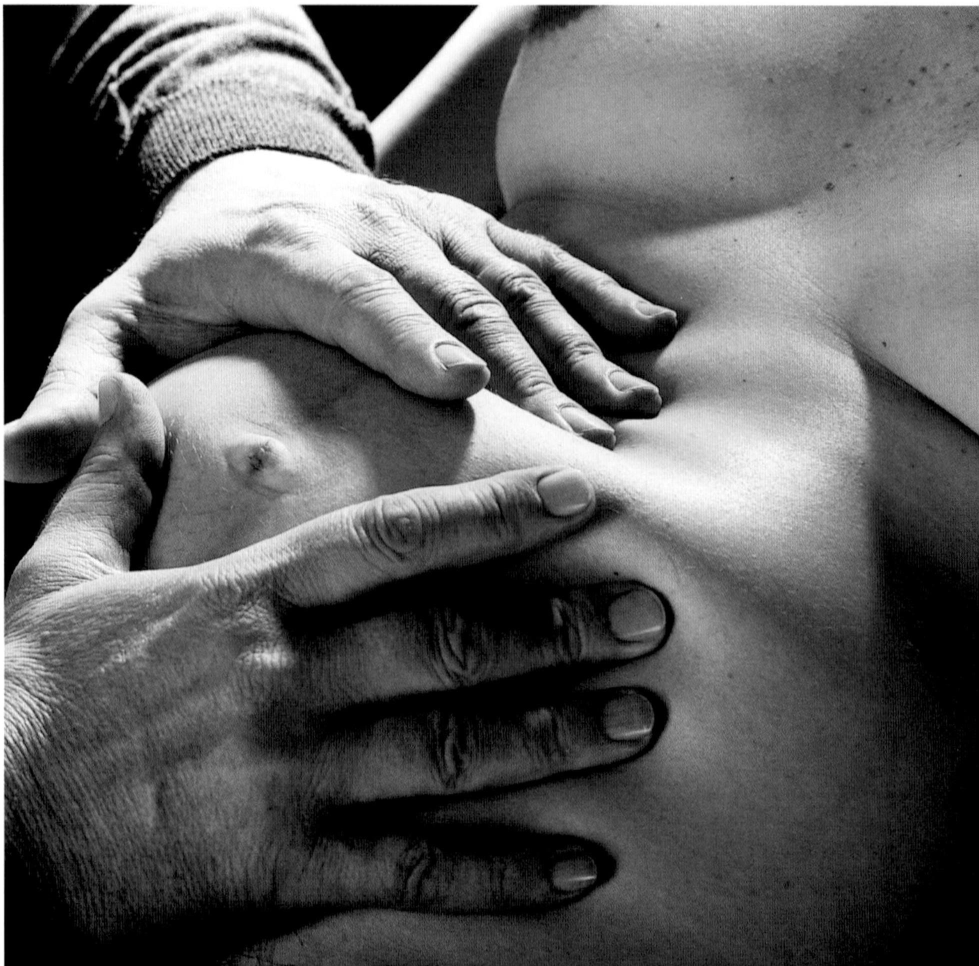

Maman et bébé : le plus tôt est le mieux

Nous n'allons pas détailler ici les bienfaits de l'ostéopathie sur les mamans et leurs enfants, puisque toute la suite du livre leur est consacrée ! Mais il n'est jamais trop tôt pour rappeler que plus on se rend… tôt chez l'ostéopathe, mieux c'est. L'idéal, mais on y pense rarement, est de consulter avant de mettre une grossesse en route, afin de préparer son organisme à accueillir le futur bébé et de supprimer des difficultés de conception liées à des causes mécaniques.

Cette visite « d'avant-grossesse » permet aussi d'éviter par la suite les multiples petits maux qui viennent gâcher la vie neuf mois durant. Pendant la grossesse, l'ostéopathe pourra moins facilement traiter ces nausées, reflux gastro-œsophagiens, sciatiques, jambes lourdes, maux de tête, de dos, les manipulations devant alors être pratiquées avec encore plus de précautions. Il les soulagera néanmoins, et montrera par la même occasion aux futurs parents comment communiquer par les mains avec leur bébé.

« Maman et bébé se portent bien », dit-on.

Pourtant, après l'accouchement, la plupart des femmes ont besoin d'une remise en marche ! Bassins déplacés, périnées relâchés, l'ostéopathie peut arranger tout cela, afin de procurer un quotidien plus confortable… mais aussi de préparer une deuxième grossesse harmonieuse.

Quant à l'accouchement, que l'on voudrait banaliser à force de médicalisation, ce moment demeure un traumatisme pour le bébé. Les faire-part ne signalent pas les nombreux cas de têtes et de visages déformés,

ni les coliques, constipation, régurgitations, dont souffre le nouveau-né. Tout cela est normal et passera tout seul, affirment les pédiatres et les grands-mères, et en attendant, on prescrit quelques poudres et sirops plus ou moins efficaces.
Mais des traumatismes mal ou non traités, parfois même non décelés, au niveau du crâne notamment, peuvent resurgir plus tard sous forme d'ennuis de santé les plus variés.
Et puis, à quoi bon laisser souffrir un bébé que les mains de l'ostéopathe pourraient si bien soulager ?
Pour quand des ostéopathes dans les maternités ?...
Par la suite, un ostéopathe peut accompagner utilement l'enfant dans tous les incidents de la vie, chutes, accidents, mais aussi maladies à répétition, difficultés dentaires ou... scolaires, ainsi que nous le verrons plus avant.

Alain F., médecin anesthésiste : « Les médecins et les ostéopathes sont complémentaires »

« L'ostéopathie permet de traiter de façon manuelle des douleurs, organiques ou fonctionnelles, face auxquelles la médecine ne peut parfois que prescrire des antalgiques et des anti-inflammatoires. L'ostéopathe analyse le dysfonctionnement et sa répercussion sur l'ensemble du corps. Pour une lombalgie par exemple, le médecin voit le mal de dos. L'ostéopathe, lui, examine l'ensemble de la colonne vertébrale et de la statique du corps, les bras, les pieds, les genoux, les viscères. Un genou peut être défaillant, alors l'autre jambe compense... et on a mal au dos. La partie douloureuse n'est pas forcément celle qui souffre : des organes

sains travaillent à la place d'autres et un jour ils disent : "J'en ai marre !"
Une douleur est un signal d'alarme. On sait qu'une douleur dorsale qui irradie les épaules peut être le signe d'une pathologie pancréatique, que des problèmes de cervicales entraînent des maux de tête, qu'un mauvais fonctionnement coronarien ne provoque pas forcément des douleurs dans la poitrine mais parfois dans le bras.
Ce qui m'épate le plus, c'est la façon dont l'ostéopathe fait bouger les os du crâne. Nous, on nous apprend que les cartilages sont des os qui, une fois soudés, le restent définitivement. Or une déformation du crâne peut entraîner une déformation de la mâchoire, qui entraîne à son tour une douleur à l'oreille, ou une mauvaise mastication...
L'ostéopathe sent les tensions et voit tout de suite s'il peut agir ou pas. Il lui arrive de nous envoyer des patients en chirurgie.
L'ostéopathe essaie de prendre en compte la personnalité, l'être humain dans son ensemble. Il intègre le mode de vie, l'alimentation, pratique souvent aussi la médecine chinoise.
Je suis allé chez l'ostéopathe pour mon dos, puis pour un coude abîmé en jouant au tennis de table et en ce moment je rénove la maison, alors j'y retourne chaque fois que je me « déplace » quelque chose ! J'y ai envoyé ma femme, mes enfants, mes beaux-parents, mes amis. Bien sûr les kinés pourraient m'aider, mais l'ostéopathe dresse un bilan de l'ensemble du corps. Il examine les articulations, les cervicales, la colonne du haut jusqu'au coccyx. Il libère des endroits qui ne me

font pas souffrir. Des rhumatologues pratiquent aussi des manipulations, mais ils n'intègrent pas tous ces éléments.
Tous les sportifs de haut niveau ont leur ostéopathe. J'ai l'exemple d'une jeune fille de vingt ans qui pratiquait la natation de compétition. Elle souffrait du dos et on lui avait dit de tout arrêter, de porter des corsets plâtrés. Cette immobilisation a causé une atrophie musculaire. Grâce à l'ostéopathie, elle a pu très vite reprendre la natation.
Les ostéopathes voient et savent d'autres choses que nous. Nous sommes complémentaires et avec le Conseil de l'Ordre, il faudrait trouver un *modus vivendi.* »

Comment choisir son ostéopathe ?

S'il vous prend demain la fantaisie d'ouvrir un cabinet d'ostéopathie, personne ne vous en empêchera. La France, contrairement aux pays anglo-saxons ou à la Belgique, ne reconnaît pas l'ostéopathie comme spécialité médicale, et qui dit non-reconnaissance par les pouvoirs publics dit aussi absence de réglementation. Chez nous, et c'est regrettable, tout un chacun peut donc s'introniser ostéopathe. Dans ces conditions, la peur d'un « accident de manipulation » constitue un frein important et légitime. Qui a envie de confier son crâne ou sa colonne vertébrale à n'importe qui ?... Il ne s'agit pas, qu'en définitive, le remède s'avère pire que le mal !

De plus, concernant le nourrisson, un ostéopathe « tout-venant » n'est pas un ostéopathe pédiatrique connaissant les problèmes de l'enfant, sachant prendre le temps d'examiner un bambin qui lui hurle dans les oreilles, et supportant ses cris ! C'est une question de savoir-faire spécialisé et de contact privilégié avec les enfants. Il n'est jamais simple de faire la différence entre un petit patient qui pleure de rage et un deuxième qui souffre.
Soigner un petit enfant demande une grande patience, en plus d'un grand doigté.
Cette capacité ne s'invente pas. Si l'on veut que cela se passe bien, il faut un praticien formé, expérimenté.
Et là, comme dans toute activité humaine basée sur la technique de l'opérateur, il y a une qualité d'exécution directement dépendante de la répétition de l'acte. Sinon, comme disent les experts, il se produira une « perte de chance »...

Heureusement, il existe des moyens de détecter les meilleurs ostéopathes et de se garantir contre les autres. Il faut faire appel aux membres du Registre des ostéopathes de France[1] (800 répertoriés) et ne s'adresser impérativement qu'à des diplômés en ostéopathie (sur leur plaque et leur carte de visite figure, après leur nom, la mention DO.[2] MRO(F)[3].

Même si ce diplôme n'est pas reconnu en France, il est délivré par une instance internationale après des études et des examens plus que sérieux. L'enseignement de l'Ecole européenne d'ostéopathie, par exemple, ne comporte pas moins de 4 800 heures de cours théoriques et pratiques. De quoi devenir imbattable en anatomie et connaître sur le bout des doigts tous les mouvements du corps.

Il est préférable d'éviter les praticiens de tous poils qui se disent ostéopathes ou qui, plus habilement, disent faire de l'ostéopathie, mais n'utilisent cette technique qu'accessoirement et de manière épisodique. Comme en musique il faut faire des gammes tous les jours, l'ostéopathie nécessite en effet une pratique régulière.

Plus l'ostéopathe est expérimenté, plus il « sent les choses » rapidement. Parvenu au sommet de son art, il trouve et accomplit, avec une très grande précision, LE geste correctif nécessaire et suffisant.

Mais un don, plus impalpable et moins facile à discerner avant d'essayer, entre aussi en jeu.

Les meilleurs ostéopathes ont du doigté, le sens du rythme

1. Registre des ostéopathes de France, tél. : 04 66 525 525, site web : www.osteopathie.org
Voir également le site : www.le-bien-naitre.com
2. DO : diplômé en ostéopathie.
3. MRO(F) : membre du Registre des ostéopathes de France.

(ils sont d'ailleurs nombreux à jouer d'un instrument de musique), une capacité à mémoriser l'information tactile, sans compter le sens de la géométrie dans l'espace, puisqu'ils doivent visualiser ce qui se passe sous leurs doigts.

A chacun son ostéopathe

Pour la compétence, il est utile de se fier au bouche-à-oreille et aux recommandations de ses amis. Par ailleurs de nombreux médecins ou autres praticiens de santé orientent leurs patients vers des professionnels compétents. Mais ensuite, c'est aussi une question de « feeling ». Comme avec les autres thérapeutes, certes, mais encore plus dans ce cas où le contact et l'action physiques occupent une place prépondérante. Il y a des peaux et des odeurs qui ne s'entendent pas, comme le traduit bien l'expression : « Je ne peux pas le sentir ! » Intervient également une question de capacité physique et de tempérament. Certains patients préféreront des ostéopathes plutôt énergiques, d'autres des ostéopathes plus doux. Une femme ostéopathe très menue aura plus de mal à agir efficacement sur un rugbyman de 120 kg, alors que sa délicatesse pourra rassurer la maman d'un nourrisson. N'hésitez pas à changer si le premier thérapeute consulté ne vous a pas convaincu ou si son physique ou son contact ne vous allaient pas.
L'ostéopathie, c'est un corps contre un autre corps, une main sur un crâne : une main moite ou molle peut être pour vous désagréable lorsque vous la serrez, pourquoi n'en serait-il pas de même avec celle de l'ostéopathe ?

La mère

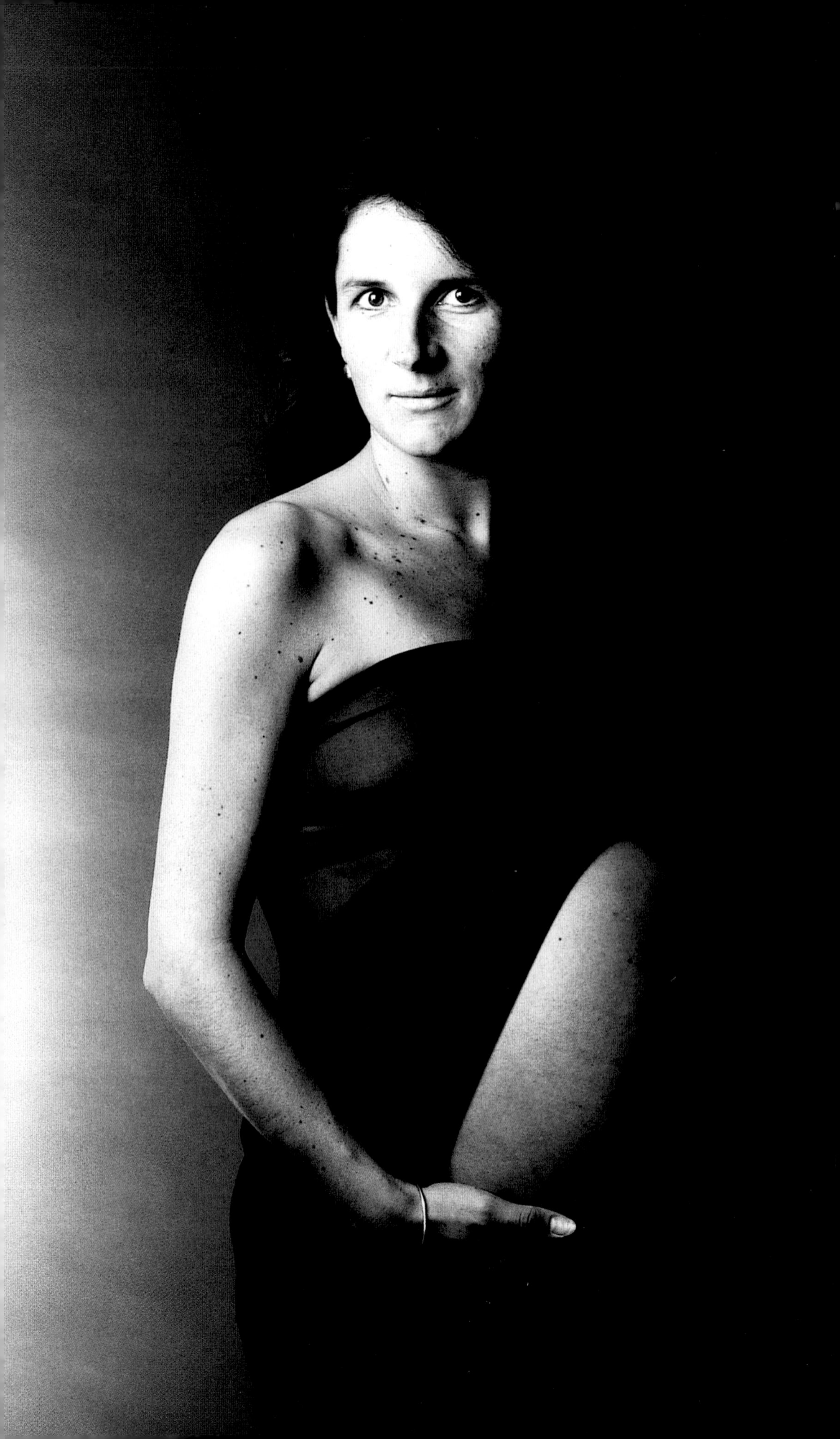

Première visite

Mieux vaut être prévenu : l'ostéopathe est un thérapeute déroutant, qui pose des questions qui peuvent paraître saugrenues. Le premier entretien ne ressemble pas forcément à l'interrogatoire habituel des médecins. Il est en général beaucoup plus poussé !
Certes, l'ostéopathe étudie et observe radiographies, analyses et tout bilan complémentaire en votre possession. Il dresse son propre bilan de tout votre passé médical, chirurgical : en un mot, il vous invite à retracer votre histoire médicale. Mais il se renseigne aussi sur vos loisirs, travaux et maux actuels et en fait, toute votre vie semble l'intéresser. Il vous interroge sur votre enfance, votre adolescence. Votre récente chute dans l'escalier attire son attention, mais aussi celle que vous avez subie en tombant de votre table à langer il y a... trente ou quarante ans !
La façon dont ses patients sont venus au monde semble tout particulièrement le passionner. Si le patient en question est votre bébé, la réponse est aisée, mais plus difficile si la question concerne votre propre naissance !
Ne vous affolez pas pourtant si les souvenirs ne se bousculent pas dans votre tête. Le corps a sa mémoire

et l'examen permettra de faire resurgir des incidents qui vous semblaient anodins (une foulure, un accrochage en voiture…) et que vous aviez oubliés.
De même, on peut être surpris de voir l'ostéopathe s'intéresser à une tout autre partie du corps que celle qui fait souffrir. Mais c'est justement la spécificité de l'ostéopathie de prendre en compte tous les éléments du corps et les liens qu'ils entretiennent entre eux : ce n'est pas par distraction que l'homme de cet art palpe un dos lorsqu'on lui parle d'entorse !
Vues de l'extérieur, les manipulations n'ont rien de bien spectaculaire. Quand le thérapeute agit sur le crâne, notamment, on ne voit rien. Inquiétant lorsque c'est la chair de sa chair qui se trouve entre ses mains !
Et même lorsqu'on fait soi-même l'objet de manipulations, souvent on ne sent pas grand-chose et on ne comprend pas bien ce qui se passe. D'autant plus que nombre d'ostéopathes ont tendance à oublier, il faut bien le reconnaître, d'expliciter leurs faits et gestes. D'abord, parce qu'il n'est pas facile de décrire avec des mots une technique manuelle. Ensuite, parce qu'une séance demande au thérapeute une bonne dose d'énergie et de concentration. Attendez donc au besoin la fin de la séance, mais n'hésitez pas à poser des questions.
Les ostéopathes ne sont peut-être pas très bavards, mais ils savent écouter. Rien à voir avec le médecin qui ausculte bébé par-dessus sa grenouillère et vous expédie en cinq minutes avec une ordonnance longue comme un jour sans pain !
Il faut compter environ trois quarts d'heure pour une première séance. Un ostéopathe digne de ce nom privilégie le dialogue avec les parents, leur demande de décrire

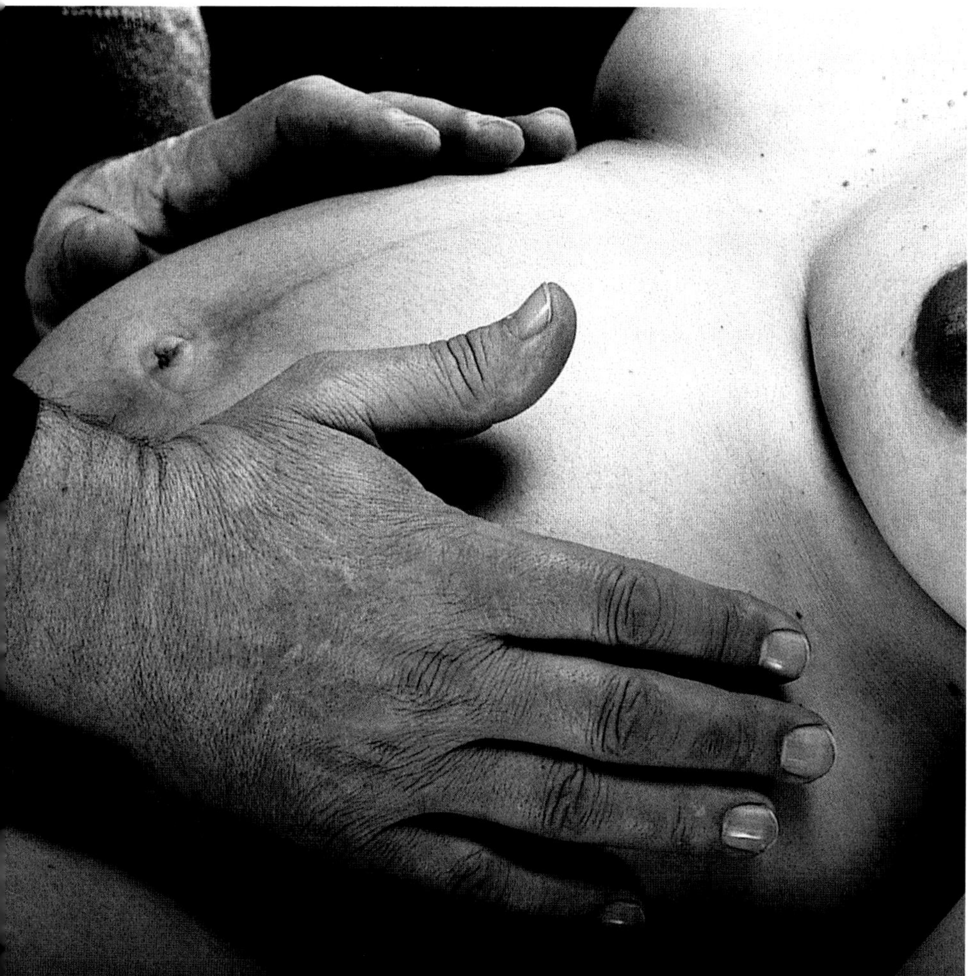

leur quotidien avec leur enfant. Et il est certes appréciable pour les heureux géniteurs, qui commençaient parfois à douter d'eux-mêmes, d'être ramenés au niveau du concret et du bon sens, et valorisant de voir leurs propres compétences reconnues ! En Chine le pédiatre ne fait que des « réglages » et laisse la maman s'occuper du reste.
Les parents, si le thérapeute prend le temps de les écouter, donnent le diagnostic et seul ce qu'ils ne peuvent pas faire nécessite une intervention de sa part.
Avec tous ces avantages, dira-t-on, cela doit coûter une fortune ?... Oui : 300 F la consultation en moyenne (plus une TVA à 19,60 %, que l'Etat perçoit injustement, s'agissant de soins à la personne). La somme versée n'est pas prise en charge, évidemment, puisque l'ostéopathie n'est pas réglementée en France. Mais de plus en plus de mutuelles, conscientes de l'intérêt financier d'un traitement efficace, outrepassent les textes pour, comme dans les pays voisins, rembourser une partie des honoraires. Espérons au passage que ce livre contribuera à faire évoluer la législation : cette thérapie utile et bienfaisante devrait être depuis longtemps à la portée de tous et prise en charge, puisque efficace, économique, sans danger et évitant d'autres soins coûteux.
Cela dit, l'ostéopathie agit rapidement (deux, trois ou quatre séances suffisent en général, si l'on s'y est pris assez tôt). Les séances n'ont pas besoin non plus d'être très rapprochées : leur action s'exerce en effet entre deux visites. En fait, chez l'adulte, on commence souvent par constater, dans les premières 24 ou 48 heures qui suivent une manipulation, des sensations de courbatures de lassitude, voire une discrète exacerbation des symptômes ! On s'inquiète, on se fâche, on se dit que c'est pire, que ça ne marche

pas… Jusqu'à ce que l'on remarque une amélioration progressive, qui s'amplifie au fil des jours et des semaines, l'organisme s'habituant petit à petit à cette nouvelle liberté. A condition de ne pas tenter le diable : après une séance, il est recommandé d'éviter sport et efforts violents pendant deux ou trois jours. A prévoir si vous partez en week-end de ski !

Si c'est bébé qui va chez l'ostéopathe, mieux vaut éviter d'envisager courses et visites après la séance : la plupart du temps, bien relaxé, le petit dort comme un loir. Selon l'âge et les enfants, ce sommeil béat peut fort bien se prolonger jusqu'au lendemain matin, en particulier chez les tout-petits et ce surtout s'ils ne dormaient pas bien avant. Mais il arrive souvent aussi qu'après avoir récupéré, les enfants se mettent à cavaler partout ou à pédaler comme des fous sur leurs tricycles. Une fougue qui peut durer plusieurs jours, comme si la séance avait libéré leur énergie, lâché la bonde d'un flot contenu.

Restauration de la circulation des fluides

Le corps humain est composé, nous l'avons vu, à 72 % d'eau. C'est dire l'importance des liquides, ainsi que du système artério-veineux et lymphatique. Sans cette circulation, point d'oxygène, point de nutriments, c'est-à-dire de nourriture pour les cellules.

Point non plus d'évacuation, à la source du gaz carbonique et des déchets de combustion. Par ailleurs, ce système sera le véhicule des médicaments au sein de l'organisme.

De par son action sur le rythme organique, de par son

effet libérateur de tout ce qui peut entraver ladite circulation, on comprend aisément l'intérêt du traitement ostéopathique qui va, comme le disent les homéopathes, « lever les barrières ».

La notion de circulation énergétique, très prisée des médecins chinois, répond au même schéma. L'énergie nous est apportée par l'air, le soleil, la nourriture, alliée à notre énergie ancestrale, celle transmise par nos aïeux par le biais de la génétique, et à notre énergie primitive, celle transmise par nos parents (la graine dans la nature, alliée à l'eau, possède toute la potentialité de la plante, qui va, elle, se reproduire : rappelons-nous le haricot ou la lentille sur le coton mouillé de notre enfance). Il est nécessaire que cette énergie (le carburant) puisse, comme les liquides, baigner l'ensemble du corps de l'enfant. Toute gêne dans cette transmission sera comme un petit barrage sur la rivière : peu d'eau en aval et accumulation en amont, soit rien de bon pour une irrigation correcte.

L'ostéopathe, à l'aide de ses mains qui perçoivent et transmettent l'information tactile à son cerveau, lequel l'intègre et l'analyse, puis donne en retour sa conclusion entraînant le geste correcteur, va lever ce barrage, rendre mouvement et donc vie, et être source de mieux-être pour l'organisme tout entier.

Comme l'oiseau fait son nid... Se préparer une grossesse tranquille

Quand nous nous marions, on nous prescrit des examens prénuptiaux. De même, quand on est une femme en âge d'avoir des enfants, surtout si l'on prévoit une grossesse dans les mois qui viennent, on devrait penser : bilan ostéopathique.

C'est le plancher pelvien qui va supporter tout le poids de la grossesse. Il est donc capital qu'il soit solide et tonique... et qu'en même temps il présente une certaine élasticité, puisqu'il va devoir s'ouvrir pour laisser passer le bébé. Or sa position dépend de celle du sacrum.

Le syndrome de la « fesse plate » ne présente pas seulement un inconvénient esthétique : il crée une tension. Lorsque le sacrum est « très cambré », le plancher pelvien est encore plus tendu. C'est sur lui que peut agir l'ostéopathe, plutôt que sur la position du pubis, très peu modifiable.

Cette manipulation est relativement facile. Pour schématiser, elle s'effectue par l'intermédiaire de la dure-mère, qui va des cervicales au sacrum. Comme cette méninge est collée au cerveau, l'ostéopathe agit sur le crâne, et tout se normalise. Et quand le sacrum va, tout va... En effet, cet « os sacré » justifie parfaitement son nom : il abrite tout le système parasympathique, qui règle lui-même tout le fonctionnement physiologique.

Anticipons un peu : la grossesse, à cause du poids supplémentaire qu'elle entraîne, va mettre en relief tous les points de dysfonctionnement (s'ils n'ont pas été supprimés par quelques séances préalables, voir plus haut). Quand on attend un bébé, on souffre souvent de douleurs lombaires

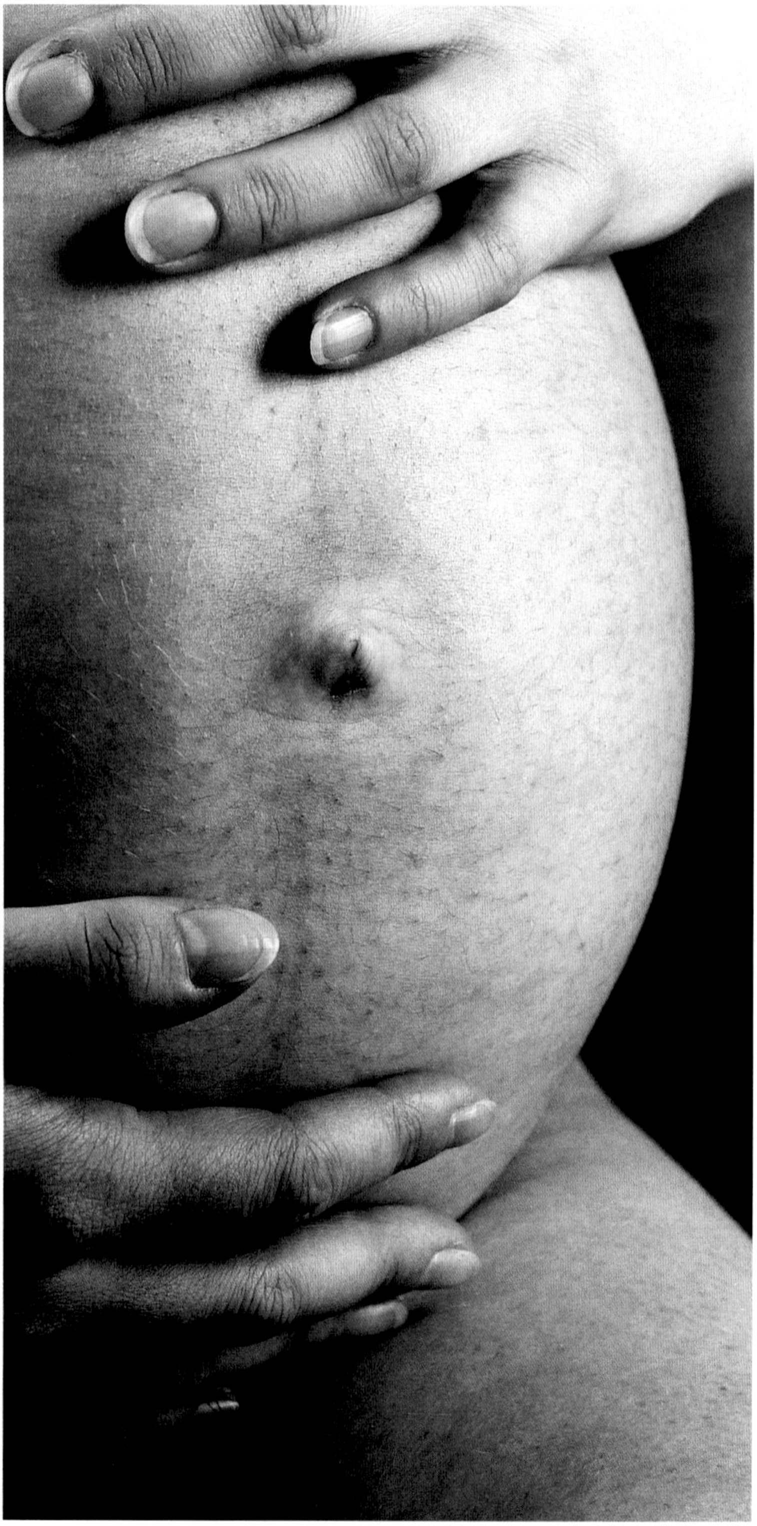

ou au niveau du bassin. A ce moment-là, l'ostéopathe soulagera la souffrance mais ne pourra guère remédier au problème initial : la progestérone dont la femme enceinte se trouve inondée rend les articulations plus laxes et toute correction nécessite alors la plus grande prudence.
Vérifier avant la grossesse que tous les mécanismes sont en place permet de passer neuf mois plus paisibles.
Cela évite notamment une ouverture prématurée du col, avec les cerclages et les « grossesses allongées » (si pénibles et fréquentes) qui vont avec. Ces dysfonctionnements sont en effet très souvent dus à des anomalies du plancher pelvien. En même temps, on se prépare un accouchement plus facile : toutes les « pièces » du bassin sont prêtes à s'écarter en même temps, de façon harmonieuse.

Nid penché, pas de bébé : l'ostéopathie peut favoriser une grossesse

Certains crieront à l'escroquerie et à l'exploitation de la souffrance humaine ! Pourtant, l'ostéopathie lutte efficacement contre les difficultés de conception. Là encore, elle ne fait appel qu'à la logique. Deux grandes règles régissent l'ostéopathie.
Premièrement, la structure gouverne la fonction : c'est-à-dire que l'organisme ne peut fonctionner normalement si la structure est mauvaise.
Deuxièmement, la primauté de l'artère, véritable ligne de vie : si une artère est bouchée ou compressée, rien ne vit derrière.
Appliqué à la future maman, cela donne ceci : l'utérus est suspendu au bassin par des ligaments à l'intérieur desquels

passe l'artère qui le nourrit. Un utérus rétroversé par exemple, c'est-à-dire tourné vers l'arrière au lieu d'être tourné vers l'avant, étire les ligaments suspenseurs au maximum : l'artère est alors aplatie et l'utérus moins bien nourri. D'une façon générale, toute malposition du bassin tend les ligaments. Or, si l'artère ne nourrit pas l'utérus de façon adéquate, la fécondation aura bien lieu mais l'œuf ne pourra pas se développer. Un peu comme si un oiseau pondait dans un nid penché ! Notons ici qu'il peut quelquefois être d'un grand intérêt de libérer aussi le bassin du papa !

Voilà pourquoi l'ostéopathie peut se vanter de « traiter la stérilité », à sa manière. Certes, si les hormones ont des défaillances, si une trompe est bouchée, si les spermatozoïdes, saisis de faiblesse, ne grimpent pas dans le col, les mains de l'ostéopathe n'y pourront rien et vous n'éviterez pas traitements médicaux et autres fécondations in vitro. Mais avant de se lancer dans ce pénible marathon, cela vaut la peine de vérifier que la stérilité n'a pas de cause mécanique ou vasculaire. Et puis, une fois un traitement engagé, l'ostéopathie peut aussi le faciliter : pour que les médicaments soient transportés sur le site, il faut que la vascularisation ait un jeu normal dans un ligament normal. Voilà pourquoi certaines mamans considèrent leur ostéopathe un peu comme le « père » de leurs enfants – en tout bien tout honneur !

Les problèmes osseux de Martine

Au bout de sept ans de mariage, Martine n'avait toujours pas les enfants souhaités. « Les traitements ne marchaient pas, le gynécologue me conseillait simplement, comme j'étais très maigre, de prendre quelques kilos… » Les problèmes osseux de Martine (même si, après une rééducation, ils ne se voient pas beaucoup) auraient pourtant dû alerter les spécialistes. Une hémiplégie alors qu'elle était enfant, un côté gauche un peu atrophié, une jambe plus courte que l'autre, qu'elle compense au niveau du bassin, ce qui rejaillit sur les cervicales, entraînant des migraines... Et en plus une synovie qui provoque des kystes derrière le genou, que des ponctions n'empêchent pas de revenir et sur lesquels la cortisone n'agit guère : « L'ostéopathie les a fait définitivement disparaître en deux séances, constate Martine. Il en est de même pour les fourmillements qui me causaient des douleurs violentes dans les bras, les mains, les poignets. Pour les cervicales, les migraines, le soulagement a été aussi assez rapide. Je dois régulièrement refaire des séances, mais une ou deux par an suffisent. » Martine n'était pas allée, au départ, voir l'ostéopathe pour ses problèmes de stérilité : elle n'en a pas moins eu deux enfants coup sur coup ! Conséquence heureuse d'un nouvel équilibre de son bassin.

Antoine W., chirurgien-gynécologue :
« les ostéopathes sont les seuls à détecter certaines pathologies »

« Je pratique des échanges intéressants avec des ostéopathes. Je leur adresse, avec succès, mes patientes qui souffrent de douleurs dorsales ou cervicales. Eux m'envoient les pathologies qu'ils ne peuvent traiter, mais qu'ils ont su mettre en évidence. Je pense notamment aux adhérences fibreuses de l'utérus que ni les radios, ni le scanner ne révèlent. L'ostéopathe, lui, les détecte à certains signes, comme une mobilité moindre.

Les ostéopathes sont prudents, ils ne vont pas plus loin que ce qu'ils savent faire, délèguent lorsqu'il y a un problème organique et on peut travailler efficacement en collaboration avec eux. L'ostéopathie est une thérapie médicale reconnue en Angleterre, il est curieux que ce ne soit pas le cas en France. »

La grossesse n'est pas une maladie, mais… !

« La grossesse n'est pas une maladie », disent les non-concernés, des hommes en général ! Elle est à tout le moins une source de fatigue… L'organisme doit fournir un gros effort d'adaptation pour assumer les contraintes et pressions abdominales liées à ce bébé qui pousse dans le ventre, et cela ne se fait pas sans mal ! Des troubles apparaissent, peut-être mineurs, mais handicapants et douloureux, qui sont présentés comme une fatalité : douleurs au niveau du coccyx, douleurs lombaires, dorsales, cervicales,

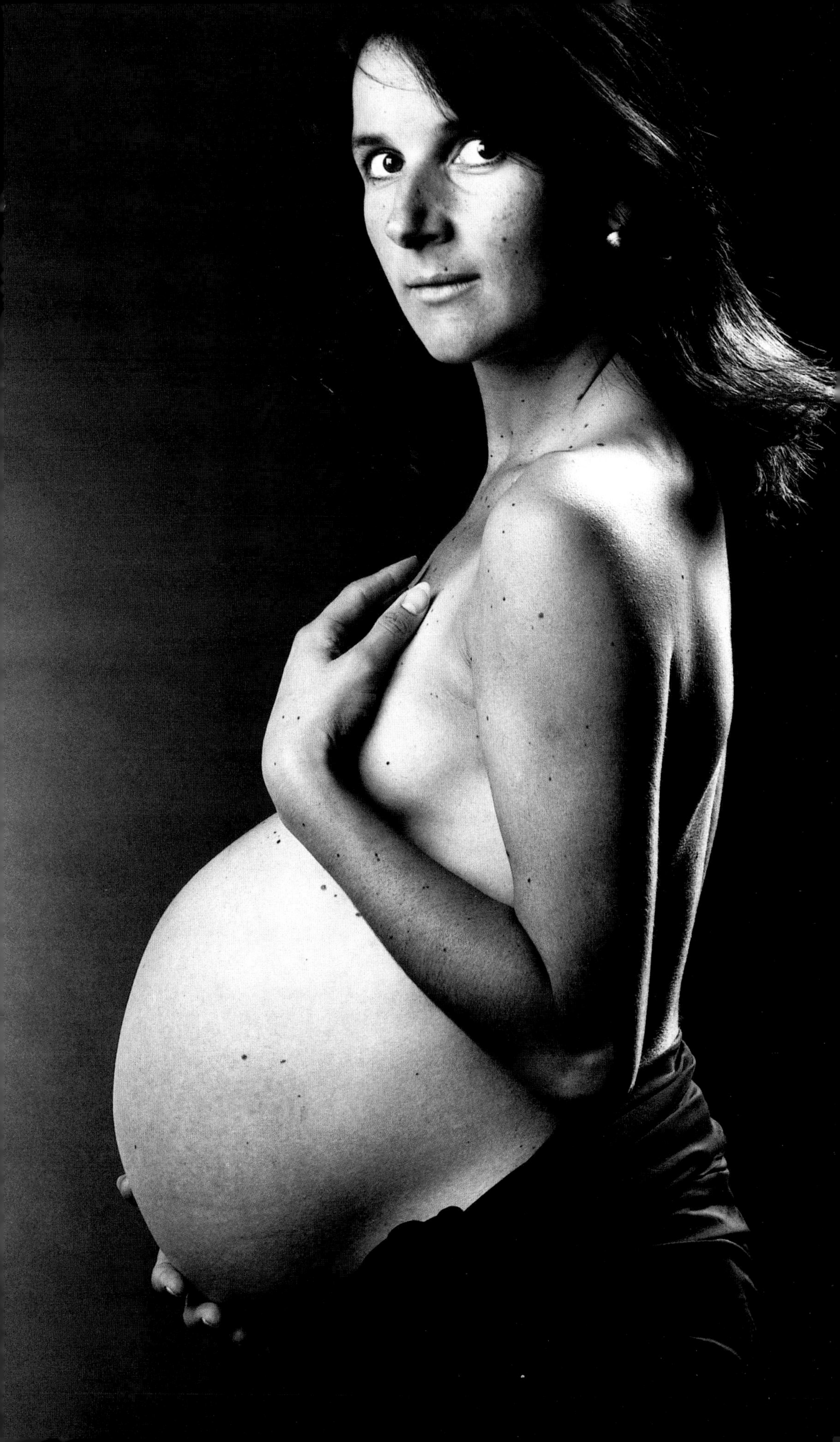

jambes lourdes, hémorroïdes (dues à une mauvaise circulation), digestion difficile, gaz, spasmes, brûlures d'estomac…
Il n'est évidemment pas question de se passer du suivi obstétrical habituel ! Mais parallèlement, il ne faut pas avoir peur de faire appel à son ostéopathe pendant la grossesse : il peut aisément soulager les douleurs sans aucun risque pour le bébé. Il sait rétablir une circulation normale des flux, localiser les tensions et les résoudre, équilibrer les contraintes viscérales liées à l'augmentation du volume de l'utérus en repositionnant celui-ci pour plus de confort. Il agira avec efficacité en particulier contre les redoutées sciatiques de la grossesse.
L'ostéopathe peut en outre travailler au niveau du bassin. Il dégage tout ce qui fait pression sur les vaisseaux (muscles, ligaments, membranes, organes…), entravant la circulation du sang et de la lymphe. Les problèmes veineux disparaissent. Cette action, ainsi que celle exercée au niveau du diaphragme, facilitera l'accouchement.
Les modalités de préparation de la femme enceinte par ostéopathie contribuent à un meilleur vécu de la grossesse. Complémentairement aux autres techniques, les informations dispensées à cette occasion dissipent l'angoisse, les idées fausses. D'une façon générale, les femmes sont plus orientées vers la prévention que les hommes.
Si elles consultent davantage, ce n'est pas seulement pour être « soignées », mais pour « mieux-être ». Sages-femmes, sophrologues et ostéopathes ont beaucoup à apprendre les uns des autres !

La « sciatique » de la femme enceinte

La sciatique, c'est-à-dire la compression du nerf sciatique provoquant une irradiation tout au long du membre inférieur, est chez la femme enceinte bien particulière et bien spécifique.

Dans ce cas, on ne constate pas les contractures douloureuses au niveau de la fesse et des lombaires des sciatiques classiques. En revanche, l'irradiation du membre inférieur est bien là mais, en plus, elle ne diminue pas au repos allongé. C'est qu'en effet cette sciatique est due à une compression veineuse, au niveau de la veine cave, par le fœtus, et aux tensions que celui-ci imprime, de par son poids, autour de la partie antérieure de la colonne vertébrale.

Alors que beaucoup se disent impuissants à les soulager, il a été démontré[4] qu'en position allongée de la mère, le fœtus comprime l'axe veineux et que la suppléance circulatoire est assurée par les plexus périrachidiens.

Ceux-ci subissent alors une tension douloureuse, qui se répercute sur tout le système rachidien, en particulier sur la moelle épinière qui, moins vascularisée, moins nourrie, va se plaindre, souffrir et vous le faire savoir !

L'ostéopathe va libérer la mobilité tissulaire, relâcher et rendre sa liberté à l'appareil ligamentaire et articulatoire, restaurant la libre circulation vasculaire, entraînant la décongestion du tissu périvertébral et une récupération du mouvement… et donc du bien-être.

4. Pr Guy Bastide, hôpital Purpan à Toulouse.

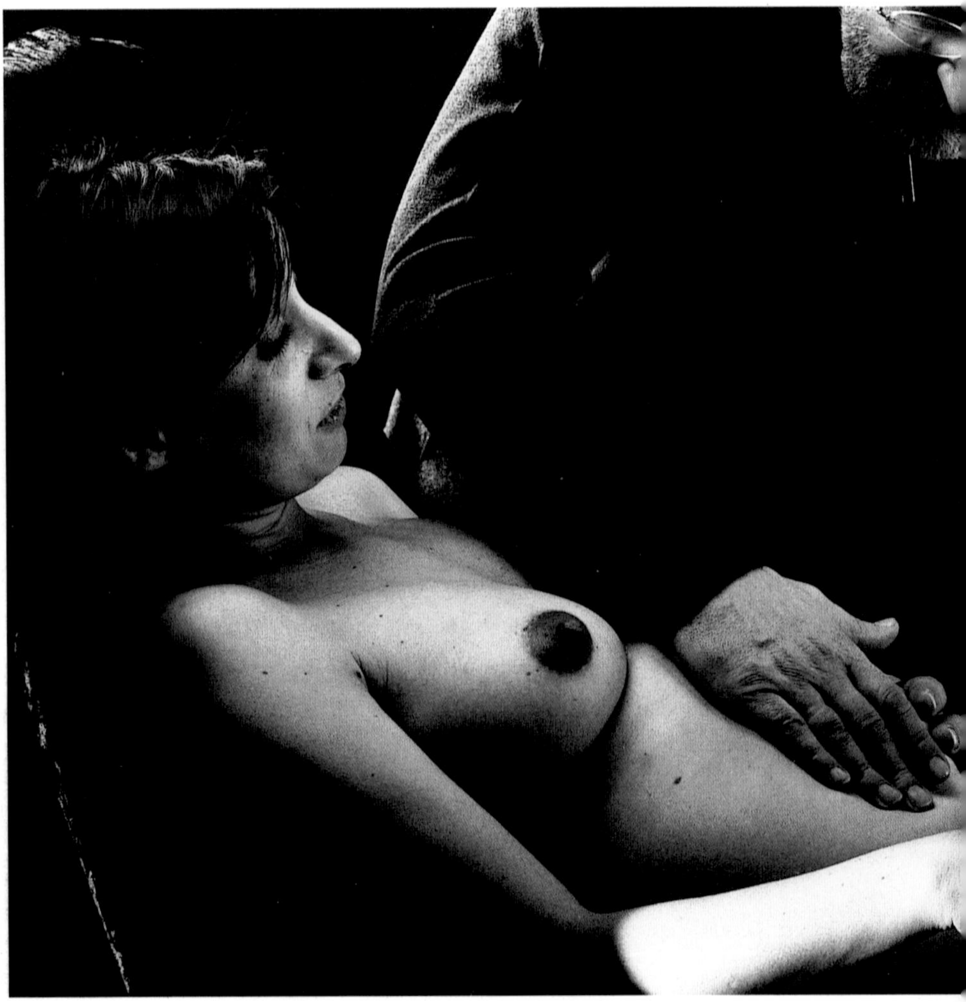

Colette, ses enfants et ses sciatiques

Un problème de bascule du bassin fait souffrir Colette de nombreuses sciatiques. C'est durant sa troisième grossesse (elle est maman de David, 12 ans, Marie, 9 ans, et Camille, 16 mois) qu'elle consulte l'ostéopathe pour la première fois : « J'étais complètement coincée ! » Des séances la soulageront jusqu'au huitième mois. Depuis, toute la famille, enfants, papy et mamie compris, consulte régulièrement l'ostéopathe. David marchait les genoux en dedans et ne savait pas courir : « On avait l'impression qu'il jetait les jambes sur le côté, décrit Colette. Deux manipulations à huit ans et aujourd'hui, ses jambes sont droites. Un jour, il est tombé en jouant au basket et s'est fait mal au genou. Le docteur parlait de radio, de plâtre, de rééducation. Le tibia était un peu décalé : une séance d'ostéopathie le mardi, et le vendredi il était à l'entraînement. L'ostéopathie permet d'échapper à des tas de traitements longs, douloureux, coûteux. On gagne du temps et on évite des souffrances. »

Colette regrette juste d'avoir découvert l'ostéopathie trop tard pour en faire profiter les aînés alors qu'ils étaient petits : « Chez David certains os se chevauchaient, le conduit auditif était coincé, empêchant l'écoulement. Si l'on avait agi tout de suite sur ces dysfonctionnements, on aurait pu éviter les otites à répétition dont il a souffert. Camille est suivie depuis sa naissance par l'ostéopathe et elle n'est jamais malade ! »

L'insuffisance veineuse

La sensation de jambes lourdes est, dans les deux tiers des cas, liée à une insuffisance des gros troncs veineux superficiels et profonds. Ce trouble peut être aggravé, en dehors de la station debout ou de la surcharge pondérale, par la grossesse, c'est pourquoi une prévention durant et après celle-ci est nécessaire. Elle se réalise, comme pour la sciatique, par un relâchement des pièces d'ancrage de l'utérus au squelette.

Communiquer avec bébé

Non seulement le fœtus ne pâtira pas des manipulations exercées sur sa maman enceinte, mais il en bénéficiera. D'abord parce qu'il est mieux pour lui d'être porté par une maman détendue que crispée par mille petits maux. Ensuite, parce que l'ostéopathe peut aussi s'occuper directement de lui : il sait très bien le faire bouger, le placer différemment, de façon bien sûr à ce qu'il ne pèse pas trop sur la vessie de sa maman, mais aussi pour son propre bien-être. Ces déplacements sont un bon moyen d'établir la communication avec bébé in utero. En les pratiquant on caresse la tête, les fesses du petit à naître qui, par ses mouvements, répond à ces sollicitations.

Ce faisant, il prend une vie bien concrète aux yeux de ses parents, du papa surtout pour lequel la présence de son enfant dans le ventre de sa femme peut rester souvent un peu abstraite. Pas égoïste, l'ostéopathe montre en même temps à la maman et au papa comment procéder par eux-mêmes.

Les heureux géniteurs apprennent ainsi à bavarder avec bébé par l'intermédiaire de leurs mains. Le dialogue à trois qui s'établit ainsi rend plus facile l'irruption d'un petit diablotin dans leur vie !
La main du père repose sur le ventre. Celle de l'ostéopathe posée dessus va guider, expliquer, faire sentir et donc faire vivre tout ce qui vit, là, à l'intérieur de ce ventre qui va donner la vie.
Une complicité va donc s'installer entre ces différents acteurs du théâtre de la naissance.
Ce contact charnel va éveiller les sens de chacun dans une relation de confiance. La maman « prêtant son œuf » à une main extérieure que le bébé sentant sûre et amie va laisser agir.

Claudine R., médecin et patiente

Claudine est généraliste et envoie ses patients chez l'ostéopathe pour des pathologies devant lesquelles les médicaments restent impuissants. Elle lui adresse les enfants pour des problèmes articulaires, des douleurs cervicales, des déséquilibres de la colonne vertébrale. Maman de deux petites filles de trois ans et dix-huit mois, elle a elle-même fait appel à l'ostéopathe lors de sa première grossesse : « Avec l'aide de l'ostéopathe, nous avons appris, mon mari et moi, à faire bouger le bébé, à disposer nos mains, à appuyer là où il faut.
On parvient à le déplacer quand sa position entraîne des contractions gênantes ou des douleurs dans le ventre, quand il donne des coups de pied dans le foie... Evidemment, on peut prendre des bains

chauds, se coucher d'un côté, mais si on arrive à repositionner le bébé, c'est bien plus efficace !
Le papa le remonte tout doucement et lorsqu'il pose ses mains, le bébé se calme presque instantanément. C'est un contact à trois à la fois thérapeutique, de confort, et affectif.
Par ailleurs je souffrais de douleurs de la colonne vertébrale, ce qu'on appelle la lombalgie de la femme enceinte.
Les médicaments efficaces sont contre-indiqués pendant la grossesse, alors que l'ostéopathe peut manipuler doucement le dos et soulager ces problèmes. »

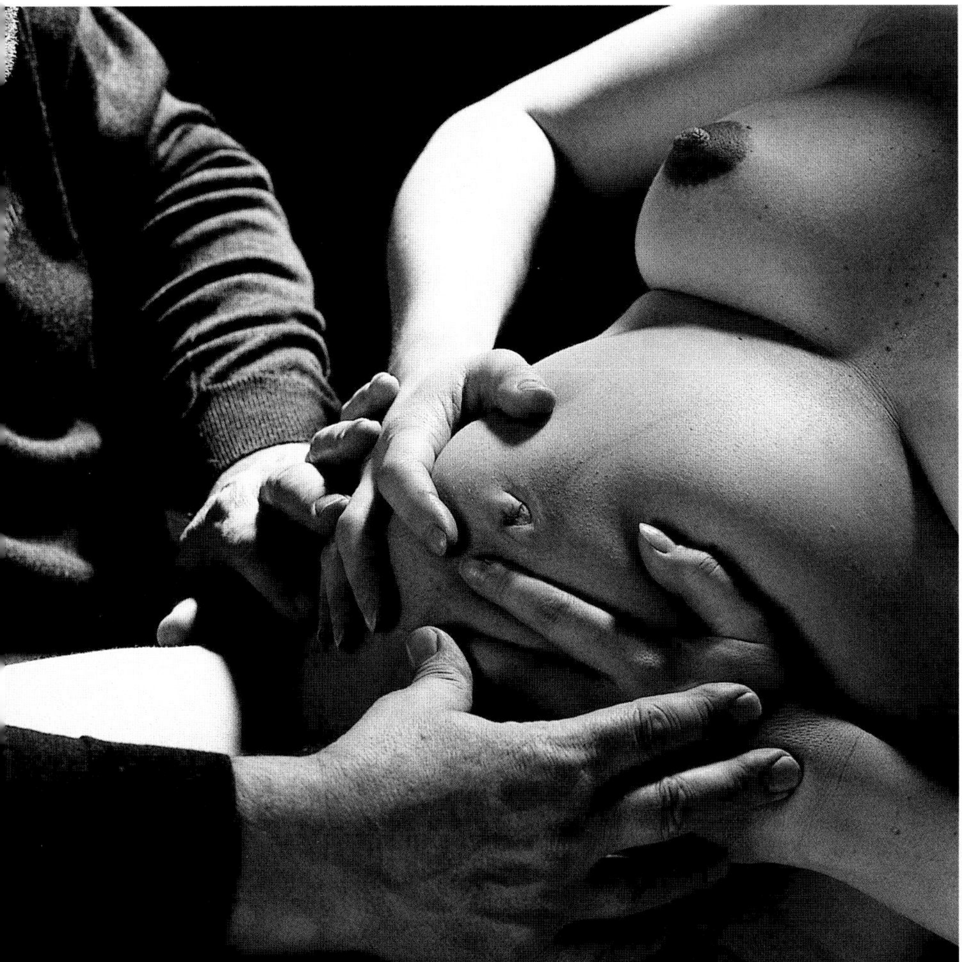

Pour l'allaitement et contre le baby-blues : cherchez l'hypophyse

Faisons une pause, avec un moment tendresse : l'allaitement. Ignorons les sollicitations des mastodontes de la production industrielle de lait maternisé qui poursuivent les nouvelles mamans jusque dans les maternités, les abreuvant ainsi que les nouveau-nés de leur savoir-faire aseptisé. Comme le montre un récent article du British Medical Journal, la France et l'Irlande sont les lanternes rouges de l'allaitement en Europe.

Or, le lait maternel a un rôle préventif réel. Les enfants ayant bénéficié de cet allaitement maternel pendant les quatre premiers mois de la vie souffrent généralement moins d'asthme, de bronchiolite ou encore de diarrhée, les immunoglobulines étant transmises à l'enfant par la mère. De plus, comme le rappelle l'Unicef, « l'allaitement maternel est une école pour la vie » et c'est de plus le premier geste d'amour.

Enfin, souvenons-nous que la constitution du lait maternel est faite pour le développement important dans les premiers mois de la vie du cerveau du petit d'homme alors que le lait de vache, serait-il maternisé, est fait pour le développement de la masse d'os et de muscles... du veau. Les ostéopathes sont donc inconditionnellement POUR.

De plus, ils ont constaté que le fait de téter au sein donne une bonne position à la mâchoire, et que bébé aura plus tard des dents bien alignées. Les bébés nourris au biberon présentent souvent un arc dentaire insuffisamment développé, dû à un frein labial court. Cela donne ces bouches à la lèvre supérieure remontante, tout à fait craquantes, surtout chez les petites filles... jusqu'à ce que les difficultés

de mise en place des dents ainsi engendrées nécessitent un appareillage.
Les bébés nourris au sein ont davantage de chances d'éviter ces disgracieux « portails en inox » que l'on voit défigurer les bouches des huit-treize ans. Un gain appréciable : outre les complexes pouvant être engendrés à un âge délicat par cet attirail, les appareils dentaires peuvent aussi, affirment les ostéopathes, être source de scolioses. Surprenant, mais cela fait partie de cette vision d'ensemble du corps qu'ont ces « médecins » pas comme les autres. Nous reviendrons plus loin sur cette étrange corrélation.
On ignore en général (et on peut se demander au passage pourquoi les médecins ne nous en informent pas) que c'est l'hypophyse, cette glande que nous avons tous au-dessus du palais, qui déclenche la sécrétion lactée.
La posthypophyse (partie de l'hypophyse située en arrière, par rapport à l'antéhypophyse) grossit elle aussi pendant la grossesse…
Placée sous le contrôle direct du cerveau, elle se met à travailler au moment de l'accouchement, déclenchant la lactation. Et si elle se montre paresseuse, l'ostéopathe sait la stimuler.
On évitera ainsi les sempiternels, horripilants et culpabilisants : « Ma pauvre dame, vous n'avez pas assez de lait ! »
L'hypophyse est aussi par ailleurs à l'origine du célèbre mais mal connu « baby-blues ». L'accouchement provoque une chute brutale du taux d'hormones. Cette information est transmise au cerveau puis à l'hypophyse, qui déclenche la montée de lait.
Mais si l'hypophyse fonctionne trop, elle inonde un peu le cerveau, ce qui provoque les larmes, et c'est le fameux

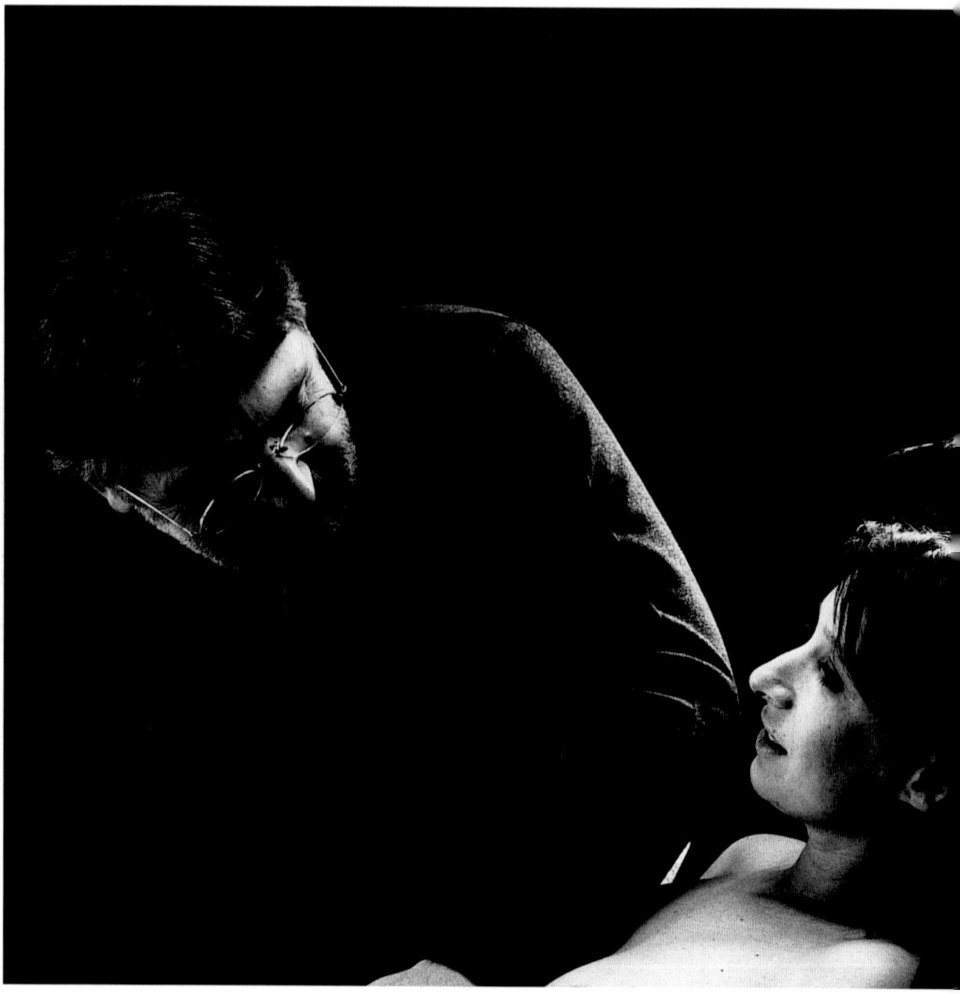

baby-blues (encore aggravé si le bébé présente des problèmes de santé, constipation, troubles du sommeil...), qui se traduit, entre le troisième et le neuvième jour suivants par un état d'anxiété et d'hypersensibilité.

Il ne faut pas confondre le baby-blues avec la dépression post-partum, très différente, qui débute en général à bas bruit dans les quatre à six semaines après la naissance. Cette dépression, insuffisamment prise en charge selon les experts de l'Organisation mondiale de la santé, touche une femme sur dix à travers le monde. Mais il est difficile, alors qu'on nous présente la grossesse comme un rêve, de reconnaître que les débuts de la maternité peuvent être violents et propres à ébranler un équilibre psychique !

L'intervention de l'ostéopathe prend la forme d'une manipulation qui pousse, sous le palais, l'hypophyse à se décharger.

Votre glande fonctionne bien et pourtant vous êtes déprimée ? Le baby-blues peut aussi avoir pour origine... une chute sur le coccyx, qui a pu bloquer le sacrum. Or, toute mauvaise position de celui-ci affecte le système neurovégétatif, « balance de vie » où s'équilibrent les systèmes sympathique et parasympathique. Qu'il ne fonctionne que dans un sens, et c'est la dépression. L'ostéopathe ne se soucie pas seulement de votre « carcasse » mais aussi de votre santé mentale !

Evidemment, toutes les dépressions ne viennent pas de là et les causes peuvent en être multiples.

Mais là encore, il est bon de vérifier, avant de se jeter sur les antidépresseurs, qu'un dysfonctionnement physiologique n'est pas en cause. Un problème mécanique peut être une clé parmi d'autres et par ailleurs empêcher un traitement médicamenteux de donner sa pleine efficacité.

Remettre la maman en état de marche !

Après une grossesse, la structure du corps a subi des modifications fondamentales. Il faut la faire vérifier avant et après le retour de couches. Le rôle de l'ostéopathe est de remettre le matériel anatomique en état de fonctionner, pour un bébé suivant ou pour le confort personnel de la maman. La femme ne serait-elle qu'une voiture qu'on emmène chez le garagiste ?... Certes non, mais les incidences sur le psychisme du conducteur d'un moteur qui ne tourne pas rond sont considérables !
Passer une grossesse allongée ou avoir du mal à marcher pendant des mois après son accouchement n'est pas idéal pour le moral.
« Cela va se remettre en place petit à petit », disent les bonnes âmes. Ce n'est pas prouvé : il suffit de regarder dans nos campagnes certaines vieilles dames marcher en canard pour constater que « cela » ne se remet pas forcément tout seul. Et quand bien même, pourquoi souffrir en attendant, quand on en a « plein le dos » ?
Pour l'accouchement, le bassin, en position de fermeture, s'ouvre pour laisser passer le bébé. Le sacrum recule entre les deux os iliaques, ceux qui forment la taille. Après l'accouchement, il revient devant pour refermer le plancher, mouvement qui s'effectue sur deux articulations qui se sont relâchées et vont maintenant devoir se refermer par une contre-rotation.
Mais parfois, la rotation pendant l'accouchement ne s'effectue pas de façon symétrique et le sacrum revient plus aisément d'un côté que de l'autre... Faute du geste correctif adéquat, la maman va alors souffrir de lombalgies

et de sciatiques. Tout à fait malvenues quand on doit porter un petit enfant !

De même, la modification de position de l'intestin entraîne des constipations, celle du plancher pelvien des incontinences. Les anomalies de tension du plancher pelvien sont également à l'origine de douleurs vaginales, très fréquentes notamment en fin de rapports sexuels. L'ostéopathe ne se contente pas d'aider à mettre des enfants au monde, il sauve aussi les couples en détresse !

Lors de la grossesse, puis de l'accouchement, les ailes iliaques ne peuvent s'écarter sans tourner un peu.

Or les hanches sont articulées sur elles et les jambes, pour compenser ce mouvement, se placent un peu en dedans. D'où la fameuse marche en canard...

Mais ce qui est émouvant chez une femme enceinte peut sembler par la suite franchement inesthétique ! Si en outre cette structure reste en position de grossesse d'un seul côté, lorsqu'on marche « ça coince » au niveau du genou.

Vers 50, 60 ans va apparaître, sur le côté interne du genou, un bourrelet adipeux et, toujours par compensation, le gros orteil, à force de devoir appuyer davantage sur le sol, finira par faire le chemin inverse : c'est le fameux « oignon ».

Bref, on se retrouve le genou en dedans, le gros orteil tourné vers l'extérieur... Une cascade de lésions en chaîne.

Ce n'est pas joli, et ça fait mal !

Nadine voulait un deuxième enfant

Nadine a eu un premier enfant sans difficultés mais lorsque, trois ans plus tard, elle veut mettre le second en route… rien. Elle souffre de maux de ventre et les examens gynécologiques révèlent une ovulation se produisant en fin de cycle. Les bilans hormonaux ne sont cependant pas mauvais. Traitement hormonal, cachets pour stimuler l'ovulation… Toujours rien. Nadine déprime et une collègue, dont la cousine a été traitée par ostéopathie, lui conseille cette technique. « Pourquoi pas », se dit Nadine. Les manipulations s'avèrent délicates, Nadine ayant été dans le passé opérée de la colonne vertébrale pour une scoliose. En deux séances, pratiquées le même mois, l'ostéopathe remet cependant le bassin, un peu décalé, dans le bon axe. Il effectue des mobilisations profondes du ventre, très contracté. La troisième séance est prévue le mois suivant, pour attendre la période d'ovulation… Elle n'aura jamais lieu : Nadine est enceinte ! Avec les traitements préalables, l'attente a duré environ deux ans. L'écart entre les deux enfants est de six ans au lieu des quatre prévus, mais peu importe : Valentin est là ! Après cette deuxième naissance, Nadine retourne chez l'ostéopathe : le bassin est à nouveau « déplacé », le cou « coincé » : « J'ai souffert le martyre pendant ma grossesse, se souvient la jeune maman. L'ostéopathe m'a dit que j'aurais dû venir le voir à ce moment-là, mais je ne savais pas que c'était possible. » Maintenant, à 33 ans, étant donné l'état de son dos, Nadine a besoin de trois séances par an et comme elle est aide-soignante, métier qui met son dos à rude épreuve, « l'ostéopathe m'a dit ne pouvoir soulager que 80 % de mes

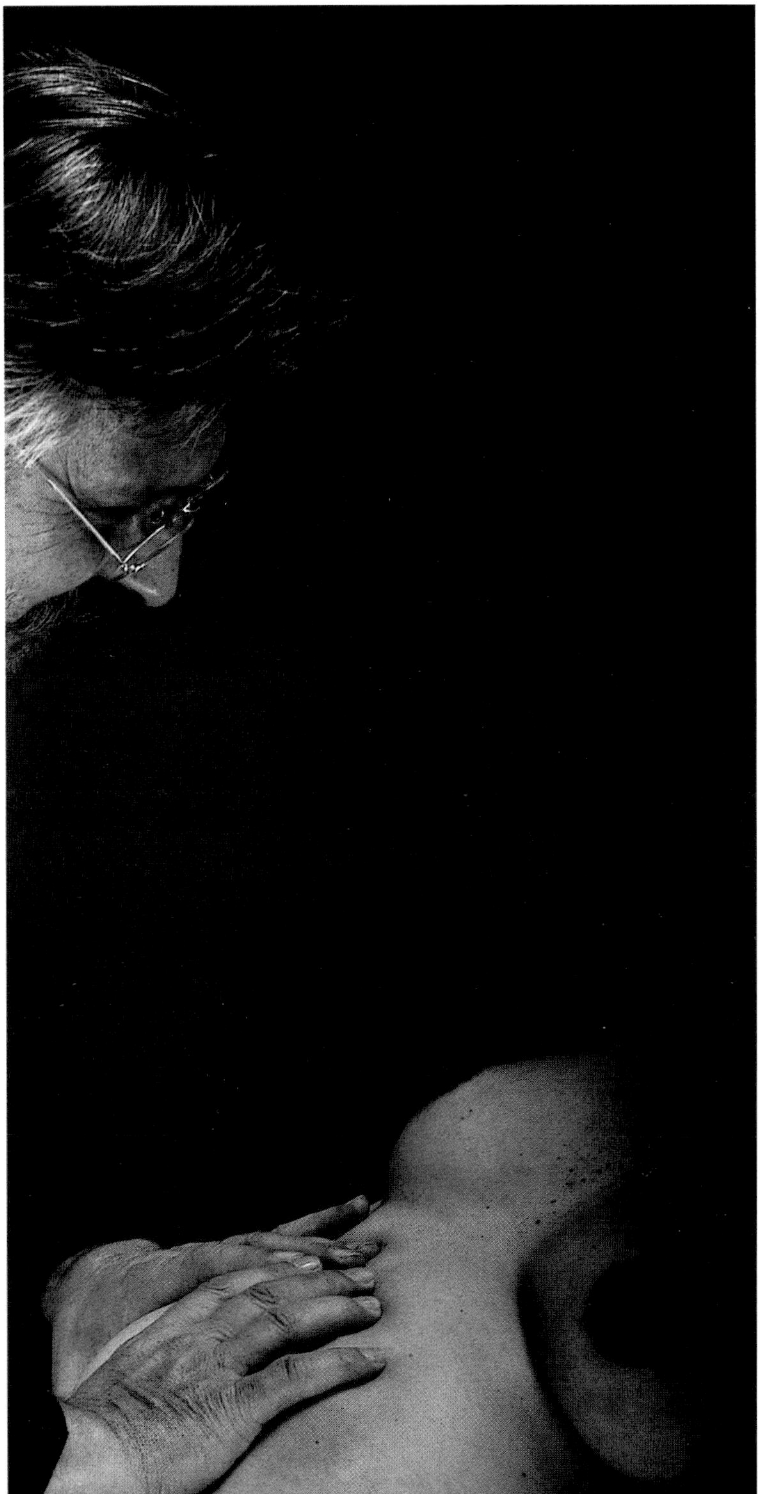

souffrances ». De quoi tout de même mener une vie normale.

Josyane, ses filles et ses vertèbres

Trois filles, trois grossesses, de gros problèmes de vertèbres lombaires et cervicales : ni la cortisone, ni les bains de boue en piscine ne parvenaient à « décoincer » Josyane. Un chirurgien préconise même une greffe de la colonne vertébrale ! Heureusement, un kiné lui déconseille cette solution extrême et (il y a de cela une dizaine d'années) lui recommande le recours à l'ostéopathie. Josyane commence ses visites chez l'ostéopathe. D'abord tous les mois pendant un an, puis de façon plus espacée. Elle peut désormais s'adonner de nouveau à sa passion, le jardinage : « Maintenant, je me rends chez l'ostéopathe deux ou trois fois par an, raconte Josyane. Il me voit arriver en général dans un état lamentable, lorsque toutes les feuilles sont tombées et il ronchonne que "ce n'est pas possible d'attendre aussi longtemps !" » Le résultat est en tout cas « phénoménal, toujours un peu surprenant : plus de lumbagos, plus de sciatiques, plus de maux de tête, plus de vertiges quand je me lève… ».

Catherine et sa hernie hiatale

Avant d'avoir sa petite Mathilde, Catherine souffrait déjà d'une hernie hiatale, alors la grossesse n'a rien arrangé ! Reflux, brûlures d'estomac et de l'œsophage, jusqu'en haut de la gorge… Le médecin prescrit des médicaments pour six mois et envisage une opération. Mais deux ou trois séances pendant lesquelles l'ostéopathe « appuyait au niveau de l'estomac », et Catherine ne sent plus rien... « Mais l'ostéopathie ne fait pas de miracles, souligne-t-elle. A la suite d'un très grave accident de voiture lorsque j'avais neuf ans, j'ai un disque abîmé pour lequel on ne peut rien faire, même si des manipulations au niveau de la colonne ont diminué mes douleurs dorsales. De même, lorsque j'ai amené ma mère paraplégique chez l'ostéopathe, il a eu l'honnêteté de me dire qu'il ne pouvait rien pour elle. »

L'incontinence urinaire

Ce trouble est très fréquent puisque, selon une étude du professeur Leriche portant sur 7 967 femmes, une accouchée sur quatre souffre d'incontinence urinaire post-partum.

Il peut s'agir d'incontinence avec ou sans fuites spontanées ou à l'effort. Il peut y avoir pollakiurie (besoins fréquents), diurne, nocturne, ou les deux. Concrètement, ces troubles s'avèrent au quotidien fort handicapants. Dans la vie professionnelle, ils entraînent un manque de disponibilité pour les réunions ou les déplacements. Ils amènent par ailleurs à éviter invitations et spectacles. La pratique d'un sport s'accompagne du port obligatoire d'une protection. La vie sexuelle est également perturbée (gêne, douleurs...).

Et même si ces problèmes peuvent rester tolérables après l'accouchement, ils risquent de s'accentuer considérablement au moment de la ménopause, pendant laquelle les structures anatomiques de l'appareil vésical se modifient. A cette période de la vie, leur retentissement risque de se traduire par un isolement progressif, un repli sur soi pouvant aggraver le processus de vieillissement. C'est dire l'intérêt d'une prévention précoce.

Cette incontinence correspond dans 44 % des cas à des troubles de la statique pelvienne, c'est-à-dire au mauvais équilibre du bassin.

La visée du traitement ostéopathique sera, après un examen global de la patiente, de déterminer, d'éviter ou de corriger les conséquences des détériorations de la statique pelvienne, c'est-à-dire la mobilité du bassin ou les conséquences d'un accouchement traumatique,

par impulsion manuelle par exemple. L'objectif est un fonctionnement de la vessie ou sphinctérien (des muscles fermant la vessie, voire ceux de l'anus) satisfaisant, et éventuellement une amélioration de certains dysfonctionnements sexuels à type de dyspareunie (douleurs durant les rapports, ceci étant un signe qui devrait alerter la jeune mère d'une anomalie de position de son plancher pelvien – ce qui ferme le fond du bassin). Ce traitement, conduisant à une vie satisfaisante de la sphère urinaire, pourra être utilement complété, mais seulement après récupération de l'équilibre du bassin (rappelons-nous que la structure gouverne la fonction), par un travail d'autostimulation, de relaxation, de rééducation périnéale et urinaire, pratiquée par un kinésithérapeute spécialisé.
A noter qu'aucun travail abdominal de récupération de la sangle ne pourra ni ne devra être entrepris avant ce rééquilibrage des pièces osseuses du bassin. A noter également que tout ce travail de rééquilibrage et de rééducation sera le garant d'un bon plancher pelvien chez la femme plus âgée, prévenant ainsi le prolapsus (descente d'organes) et les réancrages chirurgicaux visant à « remonter » ces organes.

L’enfant

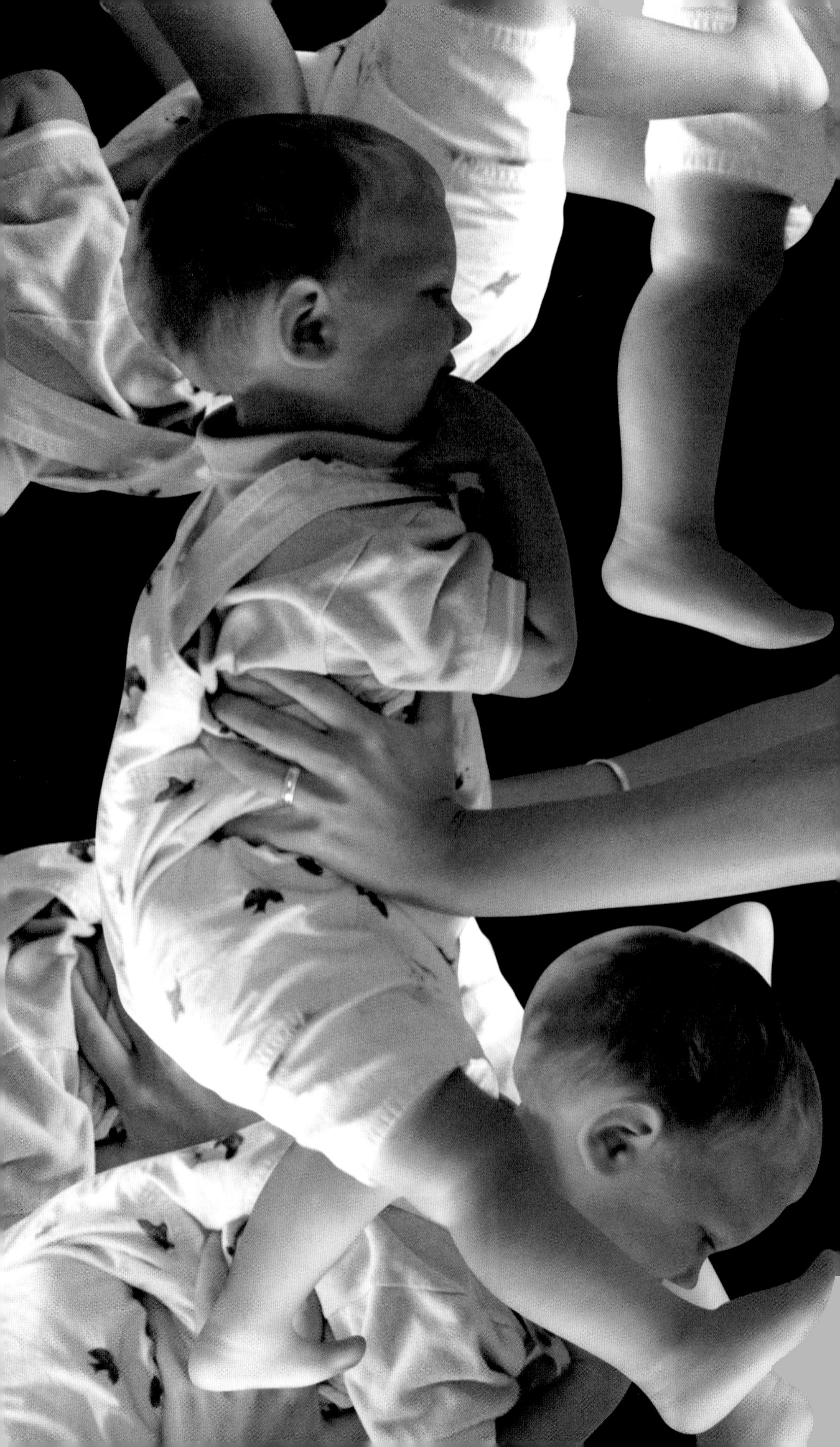

Pour bien démarrer dans la vie

La naissance est peut-être un moment merveilleux et extraordinaire pour les parents, mais on n'a pas demandé au bébé ce qu'il en pense ! Pour lui, naître constitue souvent le premier des traumatismes de son existence d'homme « hors les murs ». Trop lent, trop rapide, l'accouchement peut perturber le fonctionnement normal des structures crâniennes. Sans parler des spatules, forceps et autres ventouses par lesquels on persuade les petits récalcitrants de venir au monde. L'emploi de ces « techniques » va influer sur la bonne mobilité des jonctions des os du crâne et occasionner des troubles fonctionnels, dont on s'aperçoit immédiatement ou qui, au contraire, « couveront » sournoisement pour se manifester plus tard.

Pas trop vite, s'il vous plaît !

Un bébé est malléable comme du caoutchouc. Plus on intervient tôt, plus tout se remet en position facilement. Alors, qu'attendent les maternités, qu'attendez-vous pour vous adjoindre l'aide d'un ostéopathe ? Ils sont encore

bien peu nombreux à être admis dans les services de néonatalité.
Peut-être parce que les grands principes de l'ostéopathie vont à l'encontre de la manière dont on raisonne actuellement dans nos maternités performantes : un bon accouchement est celui qui se déroule le plus vite possible – si besoin est à l'aide de déclenchements et injections de produits accélérateurs. Et il faut s'estimer heureux si, par-dessus le marché, une sage-femme ou un obstétricien musclé n'appuient pas de toutes leurs forces sur le ventre de maman pour faire gicler le petit quasiment comme un boulet de canon ! On ne laisse plus le temps à la dilatation du col de s'effectuer de manière progressive. Il est vrai qu'une anesthésie péridurale mal dosée empêche de sentir les contractions et de pousser au bon moment, mais tout de même ! Personne ne se demande quel effet cela va avoir sur la fragile ossature de bébé. Le crâne de ce dernier n'a pas eu le temps de se modeler correctement à travers le bassin. Aux yeux des ostéopathes, une mise au monde trop rapide est fort préjudiciable.

Naître, quelle galère !

Tête déformée, crâne en obus, en pain de sucre, œil un peu fermé, oreille plus en avant que l'autre, nez vaguement écrasé… Parfois, il saute aux yeux que bébé a passablement souffert. Les parents s'entendent dire alors que « ça passera », « ça se remettra tout seul ». Peut-être que oui, peut-être que non. En attendant, pourquoi laisser un bébé dans cet état ? L'équilibre crânien est rompu et il existe une dysfonction qui relève de l'ostéopathie.

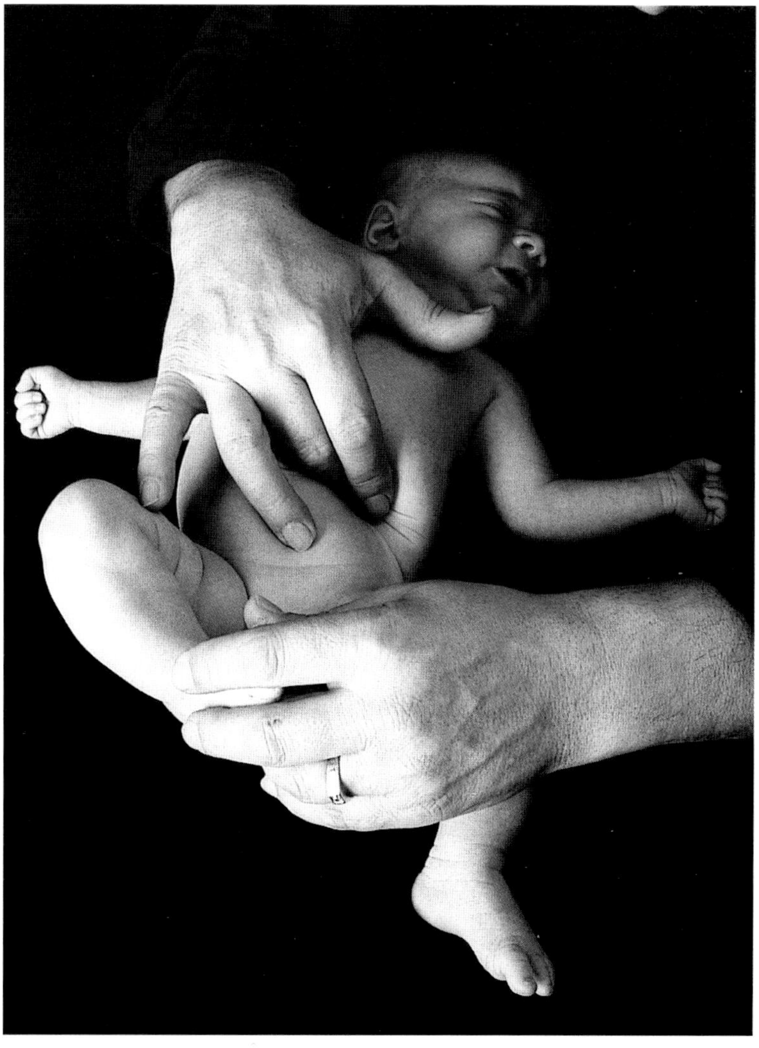

Aux Etats-Unis, une étude a été menée par le docteur Viola Frymann dans une maternité californienne auprès de 1 200 bébés âgés de cinq jours : 12 % seulement d'entre eux avaient le crâne libre. Et 95 % des enfants dits « nerveux » avaient l'occiput bloqué.
Il faut penser à un bilan ostéopathique :
– lorsque l'accouchement s'est fait sous péridurale ou a été volontairement retardé,
– lorsque la naissance a été trop longue (plus de huit heures) ou trop rapide (moins de deux heures),
– lorsque l'on a eu des jumeaux (ou plus !),
– lorsque le bébé s'est présenté par le siège, le front ou la face,
– quand on a tiré trop fort sur la tête, quand le cordon s'est enroulé autour du cou,
– quand on a utilisé les forceps ou la ventouse,
– quand on a appuyé sur le ventre de la maman pour faciliter l'expulsion,
– lorsque la maman a chuté sur le ventre ou sur le bassin dans les dernières semaines.
En cas également de césarienne faite en urgence, en cas de souffrance fœtale, en cas de réanimation, même légère, du bébé. Il ne faut pas oublier non plus que chez les prématurés, le crâne est plus fragile.
Durant la grossesse aussi, bébé a pu prendre de mauvaises positions qui se répercutent ensuite. Bref, les indications sont multiples… On peut même dire que tous les nouveau-nés tireraient profit d'un examen ostéopathique !

Les signaux d'alerte

N'écoutez pas les bonnes âmes, médicales ou familiales, qui vous expliqueront avec emphase que tous les bébés sont comme ça, que vous êtes une mère inquiète qui n'y connaît rien. Les mamans, même novices, savent observer leur bébé tout neuf et elles ont raison de s'inquiéter s'il se cambre en arrière quand elles le prennent ou lui donnent la tétée.

Il n'est pas plus anodin que le tout-petit soit raide, avec les bras et les mains crispés, qu'il sursaute au moindre bruit et montre de petits tremblements, ou qu'au contraire il soit atone et qu'il ait du mal à tenir sa tête. Non, ce n'est pas pour leur confort personnel, mais pour celui du bébé que les parents s'inquiètent s'il pleure tout le temps (« ça fait les poumons », vous explique-t-on !), s'il ne dort pratiquement pas, s'il régurgite, ne digère pas et se montre agité après la tétée, s'il a du mal ou met un temps infini à téter, s'il a des rots difficiles, s'il est constipé, s'il a le nez bouché ou qui coule, les yeux rouges ; maux minimes peut-être, mais qui gênent bébé et parents et empêchent tout le monde de bien profiter de la joie de ces premiers jours.

D'autres troubles sont encore plus nets et visibles. Bébé use ses cheveux derrière la tête de manière asymétrique. Ses hanches, ses pieds ont une position bizarre. Il met toujours un bras en arrière. Il dort et tourne toujours la tête du même côté.

Il faut penser aussi à consulter un ostéopathe si la maman est tombée pendant sa grossesse, ou si bébé lui-même a basculé de sa table à langer, même si la radio du crâne

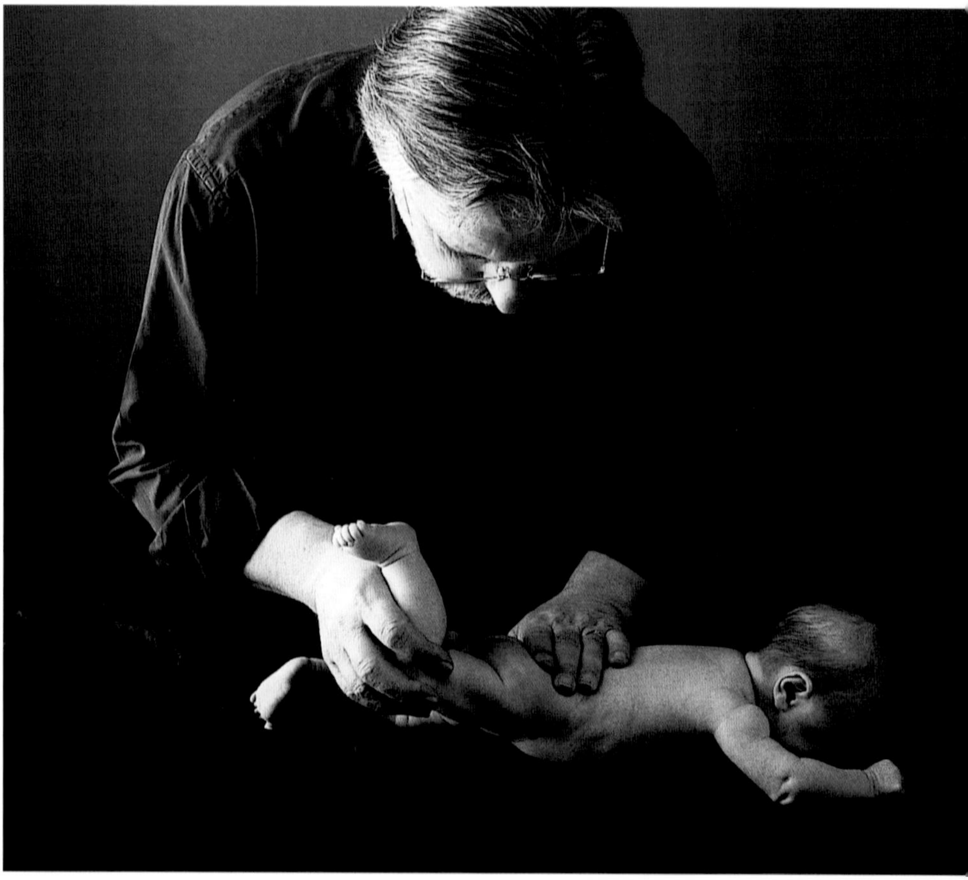

n'a montré aucune lésion. Le petit a forcément été secoué ! Certains dysfonctionnements ne sont d'ailleurs pas visibles à l'œil nu, et les manifestations peuvent n'apparaître que plus tard. Il en va exactement de même avec les adultes : lors d'une chute, l'onde de choc a pu se loger ailleurs que là où on s'est fait mal sur le moment. On a cru tout d'abord ne souffrir que d'une entorse à la cheville, alors qu'en fait les cervicales ont été touchées dans leur mobilité. Et dix ans plus tard, on ne comprend pas d'où nous viennent ces migraines ou céphalées soudaines…

Charles, projeté comme un ballon de rugby

En trois quarts d'heure, Charles était là… Cette naissance très rapide et violente (« Charles a été projeté comme un ballon de rugby », se souvient sa maman) n'a pas été sans conséquences : le bébé dort quarante minutes maximum, se réveille et pleure, ce pendant plusieurs mois. Les nerfs usés, la maman ne trouve aucun secours auprès des deux pédiatres consultés. « Les examens cliniques s'étaient révélés normaux. Pas de fièvre, pas de symptômes… Je voyais bien ce que les médecins pensaient : "Encore une qui nous fait une dépression post-partum", "encore une qui ne supporte pas que son bébé pleure"… Moi je n'y connaissais rien mais j'avais déjà eu un autre enfant et en tant que mère, je sentais bien que quelque chose n'allait pas. » Ce n'est que lorsque Charles a dix mois que ses parents pensent à consulter un ostéopathe, parce que lorsqu'il commence à marcher, le petit tombe tout droit en arrière, sur la tête : « Il n'arrivait pas à tomber sur son derrière. » Après quelques chutes sur le carrelage et de grosses peurs des parents, l'ostéopathe est donc sollicité pour un examen de la colonne vertébrale. « Les résultats ont été spectaculaires, formidables, j'étais épatée, raconte la maman. Dès les premières visites, Charles s'est montré apaisé. Aujourd'hui, il dort aussi bien que sa sœur aînée. » Dommage seulement que ce soulagement ait été apporté si tard. La maman de Charles, que les pleurs de son bébé ont « rendue malade », a compris le principe et bien observé la grande sœur : « A la naissance, Alexandra pesait 4 kg 6 et elle était coincée au niveau des épaules. Elle a aujourd'hui cinq ans et elle s'est plainte du dos une ou deux fois. Je trouve que son bassin n'est pas bien en place : lorsqu'elle est allongée sur le dos, ses fesses partent sur la droite. C'est rigolo, mais je vais l'emmener chez l'ostéopathe, même si le pédiatre me dit que ce n'est pas la peine parce qu'il n'y a pas de symptômes... »

Le bilan du nouveau-né

Les enfants, c'est assez simple ! Après l'accouchement, on retrouve toujours à peu près les mêmes séquelles : déformations apparentes du crâne et resserrement, gêne du tronc cérébral – sortie de la moelle épinière du crâne ou tensions sacrées.
D'où des tensions entraînant un aplatissement du petit visage, des sinus écrasés, des canaux lacrymaux bouchés comme des tuyaux en plastique collés, des conduits auditifs tirés vers l'avant qui empêchent l'oreille interne

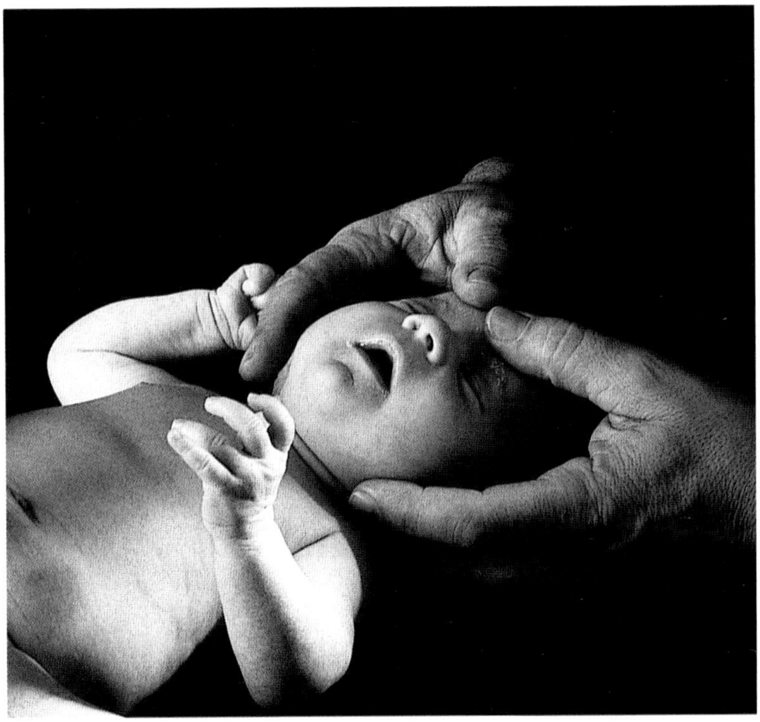

de se vider vers l'arrière-gorge par l'intermédiaire de la trompe d'Eustache, des intestins mal positionnés ou tirés vers l'arrière. Les signes apparents en sont les otites, rhinites, conjonctivites et autres constipations réputées inévitables chez les tout-petits, on se demande bien pourquoi.

Certes, l'ostéopathie ne guérira pas tous les troubles de bébé. Si certains disparaissent aussitôt, avec une ou plusieurs manipulations, d'autres s'incrustent, s'éloignent pour revenir quelques semaines ou quelques mois plus tard et ne disparaîtront complètement que lorsque bébé aura grandi, souvent lorsqu'il fera ses premiers pas.

Mais la plupart du temps, l'ostéopathie a le mérite de les rendre beaucoup plus faibles et supportables.

Quelques gestes simples suffisent souvent à redonner à bébé sa joie de vivre. Alors, pourquoi donc, en attendant, ne pas le soulager ? Pour qu'il s'immunise ? Mais un bon nombre d'affections n'ont aucune cause infectieuse !

Evidemment, si sa nourrice change bébé devant la fenêtre ouverte en plein hiver,

l'ostéopathe n'y pourra rien... Mais là encore, mieux vaut tout « remettre en place » avant de se lancer dans des traitements par antibiotiques, et afin le cas échéant de permettre à ceux-ci de donner leur pleine efficacité.

L'enfant présente en effet une particularité anatomique et physiologique : le thymus. Cet organe, situé sous le sternum, en avant du haut thorax, a la vertu de sécréter des protides et des anticorps fort utiles dans la défense immunitaire. Son évacuation dans le système circulatoire général aide l'organisme à se défendre.

Cependant, une gêne thoracique, un asthme ou toute autre difficulté respiratoire va entraver sa vidange dans l'organisme

et cet organe (nommé ris chez le veau !) sera moins efficace. L'ostéopathe, par pression rythmée du sternum de l'enfant, en même temps qu'il rétablira la fonction pulmonaire, déclenchera l'évacuation de cet « antibiothérapie naturelle », facilitant les défenses organiques du bébé.
L'ostéopathe va faire bouger les plaques osseuses collées sur une membrane on ne peut plus mobile. Rappelez-vous les cours de géographie : c'est le même fonctionnement que celui de la plaque tectonique.
On pense aussi à un ballon de football, aux plaques de cuir soutenues à l'extérieur par une membrane : si on appuie sur une plaque, tout bouge. Notons au passage que le crâne durcit avec l'âge… D'où l'intérêt d'intervenir très tôt.
Du bout des doigts ou du plat de la paume, l'ostéopathe « désengage », « mobilise ». Il remodèle le crâne, remet les os dans le bon axe, libère le cerveau un peu comprimé, il décolle les tuyaux, pousse derrière la tête. Puis il relâche, donnant à l'os un mouvement de pompe. Il manipule la première cervicale, ce qui permet de toucher toute la colonne. Il change la position, relance le mouvement crânien. A l'aide d'un doigtier en caoutchouc, il palpe le petit palais de bébé, vérifiant ainsi la position de la voûte palatine : si celle-ci est régulière, c'est que les os crâniens ont repris leur place.
Si le sacrum recule, l'intestin n'a pas sa forme normale, l'estomac fait des faux-plis... D'où les constipations, reflux gastro-œsophagiens, spasmes du diaphragme que l'on traite habituellement, les unes à grands coups de suppositoires, les autres de pansements gastriques, avec plus ou moins de succès. Classique, certes… mais évitable.

EST-CE QUE ÇA FAIT MAL ?...

L'ostéopathe prend le crâne de bébé dans ses grandes mains, explique ce qu'il va faire et ce qu'il fait et les parents blêmissent... Le crâne fait partie des zones « interdites », on n'a pas l'habitude de le voir manipulé, on a peur pour la fontanelle, pourtant plus résistante qu'une peau de tambour.

Mieux vaut garder son calme ou, le cas échéant, attendre dans la pièce à côté. Les tout-petits sont en effet très sensibles aux angoisses de leur maman et l'appréhension de celle-ci risque de perturber la communication qui va s'établir, via le toucher, entre bébé et son ostéopathe.

Ce supplice concerne en fait essentiellement les parents. Bébé, lui, n'a pas mal. Mais ce n'est pas très agréable d'être immobilisé : si le petit pleure, c'est qu'il est gêné de ne pouvoir bouger à sa guise.

Et également parce que ces manipulations, qui remettent en mouvement ce qui a été bousculé lors de l'accouchement, lui font revivre le moment de sa naissance et son cortège de désagréments. C'est sans doute aussi l'une des raisons pour lesquelles elles « font mal » à la maman ! Celle-ci aussi revit son accouchement, pas toujours idéal. Son inconscient retrouve les douleurs et les cris du bébé venant au monde.

L'ostéopathie n'est pas forcément toujours une médecine « douce », question d'efficacité : si une dorsale a été bloquée, il faut bien faire le même geste, à l'envers.

Mais une séance est aussi un moment relaxant et des enfants réputés « impossibles » s'endorment sur la table... A peine libéré, bébé se remet à gazouiller et

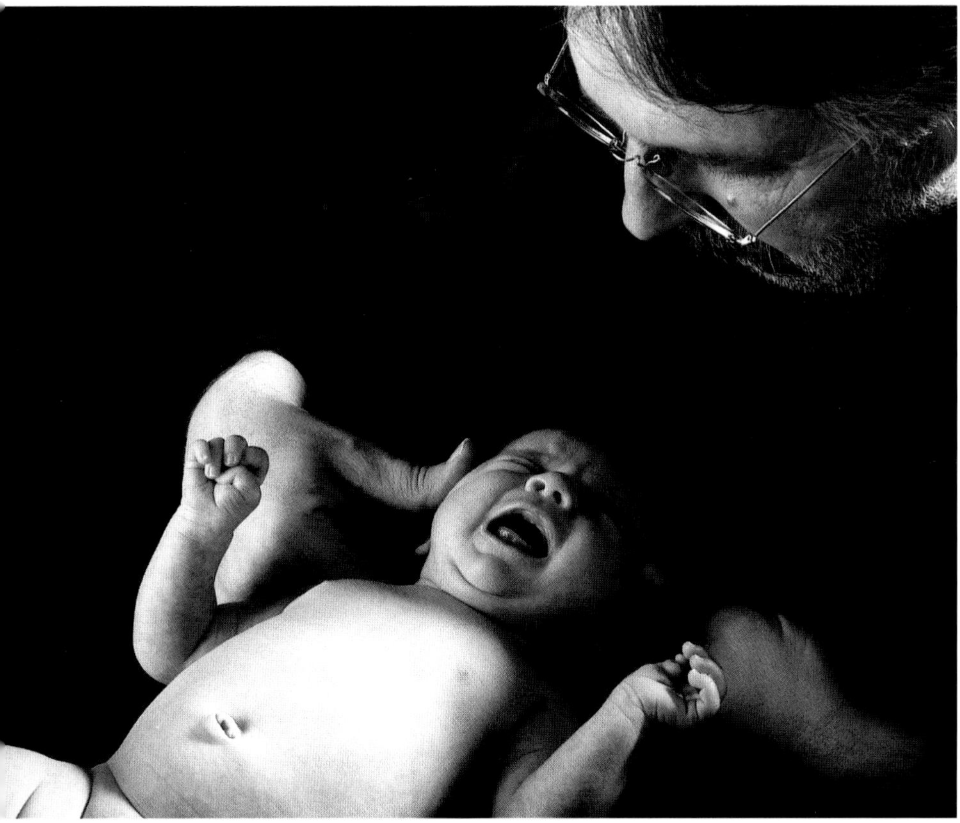

adresse de grands sourires à son « bourreau ». Autre preuve du caractère indolore des séances, les enfants devenus grands s'y soumettent sans rechigner. Vous n'avez qu'à essayer vous-même !

Rassurez-vous en tout cas, ce moment difficile (pour vous !) ne se renouvellera pas trop souvent. Dans les cas « simples », tout rentre dans l'ordre en trois séances maximum, étalées sur quinze jours à un mois et demi. Parfois, pour les canaux bouchés par exemple, une autre petite intervention sera nécessaire avant chaque hiver jusqu'à ce que l'enfant ait six ou sept ans, mais c'est tout.

Ces séances, éprouvantes pour les malheureux parents, sont pourtant parfois utiles pour eux aussi. Elles peuvent débloquer, en plus du bébé, des adultes un peu coincés qui voient ainsi que bébé ne se casse pas si facilement, qu'on peut prendre, tourner, manipuler un tout-petit et qui n'auront plus peur ensuite de faire de même chez eux.

Léa, à la tête de travers

A la naissance, Léa « regardait surtout d'un côté, on avait l'impression qu'elle ne tournait jamais vraiment la tête, explique Pascale, la maman de la petite fille. Quand on déplaçait un objet ou un doigt devant elle, seuls ses yeux le suivaient. De plus, elle régurgitait énormément, même longtemps après avoir pris son biberon ». Au bout de quelques mois, devant l'inefficacité des médicaments et sur le conseil d'amis, ses parents vont consulter un ostéopathe : « Les choses se sont alors nettement transformées ! apprécie Pascale. L'ostéopathe a débloqué la tête de Léa, par quelques mouvements assez brusques qui ne m'ont cependant pas trop inquiétée, car je savais qu'il avait l'habitude de traiter les enfants. L'amélioration a été immédiate et flagrante. Lorsque nous sommes retournés voir l'ostéopathe quelque temps après, il était content du résultat. Il restait un petit blocage au niveau de la tête, qu'il a fait disparaître. »

Axel, le petit nerveux et son torticolis

Axel est venu au monde avec l'aide d'une ventouse : « Il avait le cordon autour du cou, explique sa maman, il fallait faire vite, ils ont tiré. » Toutes les nuits, Axel se réveille : « On ne savait pas ce qu'il avait. » Sur le conseil du pédiatre, ses parents emmènent le bébé chez l'ostéopathe, tous les quinze jours au début, puis au rythme d'une séance tous les trois ou quatre mois. L'homme de l'art se rend compte que le crâne d'Axel est un peu aplati d'un côté et qu'il ne tient pas sa tête tout à fait droite, conséquence sans doute de sa venue au monde un peu précipitée. « Ce n'était pas visible à l'œil nu », précise la maman. Quelques manipulations crâniennes et tout rentre dans l'ordre... ou presque. Car Axel est un petit nerveux, il lui arrive encore, à 27 mois, de « faire des nuits agitées ». Sirops ou granules homéopathiques restent impuissants, alors qu'« une séance d'ostéopathie le calme pour plusieurs mois » constate sa maman. Il a également eu une crise d'eczéma, sur les épaules, le visage. Là encore, l'ostéopathe l'a soigné en trois mois, alors que les pommades dermatologiques restaient sans effet.

Du coup, la maman d'Axel a fait soigner son dos malmené par quatre étages sans ascenseur montés avec

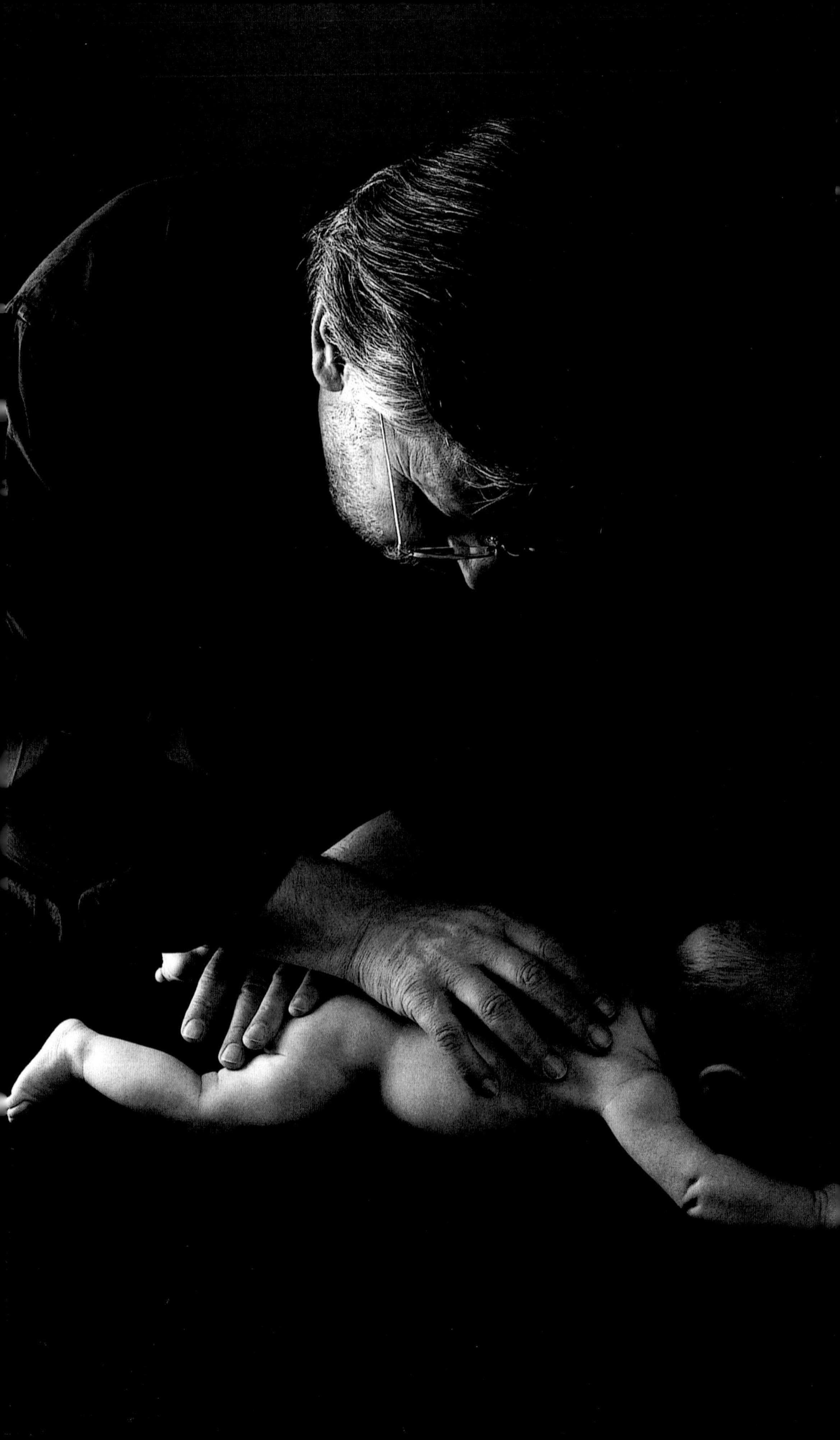

le bout de chou dans les bras. Le papa d'Axel, qui s ouffrait lui aussi de lombalgies, s'est fait remettre le bassin en place.

Alexandre, requinqué de partout

Un accouchement très difficile, au forceps, et Alexandre naît avec une clavicule cassée. « Ça se soude tout seul », explique-t-on à ses parents. Tout de même, au bout de trois mois, Alexandre continue à bouger un bras beaucoup moins que l'autre. « Contrariée », sa maman se rend chez l'ostéopathe. Bonne idée : tous les petits troubles du bébé vont disparaître dans la foulée. C'est d'abord une plaque crânienne, à gauche de la tête, qui s'était fixée et qu'on remet en mouvement : fini les otites à répétition. Alexandre fait aussi des rhinos : « Venez, dit l'ostéopathe, je vais vous le dégager. » « Il lui a appuyé entre les yeux et ça coulait tout seul ! » dit la maman. Des manipulations au niveau du ventre et du bassin font cesser les rots nombreux, et les spasmes qui secouaient Alexandre au niveau du diaphragme cessent. Une manipulation anale « choque » la maman, qui trouve ce moment difficile « très long » ! Mais le résultat est là : très constipé jusqu'alors, bébé peut ranger définitivement ses suppositoires à la glycérine.
En quelques mois, tout est réglé. Alexandre a même abandonné pouce et sucette, qu'il tétait en alternance. Aujourd'hui, il est en pleine forme et grandit bien.

Martine V., sage-femme : « L'ostéopathie, l'enfant et les maternités »

« Le comportement des nouveau-nés est fonction de la manière dont ils sont venus au monde. Ils souffrent parfois de coliques, pleurent beaucoup, ont un sommeil agité, se frottent contre les barreaux du lit... Nous posons des questions sur l'accouchement. Ceux qui sont nés par césarienne sont calmes et reposés. Ceux pour lesquels il a fallu le forceps gémissent et ne sont visiblement pas contents !

Mon attention a été attirée sur l'ostéopathie par une patiente qui l'avait utilisée pour son bébé : l'ostéopathe avait manipulé les os du crâne et c'était magique, ce nourrisson qui pleurait beaucoup était subitement devenu calme. J'ai moi-même fait appel à l'ostéopathe après mon deuxième accouchement, alors que mon bassin s'était déplacé pendant ma grossesse et que je souffrais de douleurs dorsales. Je conseille l'ostéopathie à mes patientes lorsqu'elles se plaignent de sciatiques, de lombalgies, de douleurs articulaires, au niveau du bassin, ou de la colonne. Anti-inflammatoires et corticoïdes sont alors interdits et l'ostéopathie apporte une réponse douce et rapide. Après l'accouchement, l'ostéopathie a aussi un rôle à jouer dans la rééducation du périnée.

J'envoie aussi presque systématiquement les bébés nés par forceps ou par ventouse chez l'ostéopathe et je parle de cette technique pendant mes cours. J'ai l'exemple d'un bébé au crâne asymétrique, cela n'inquiétait personne au début mais les parents ont fini par s'en préoccuper pour des raisons esthétiques. Il a récupéré mais il avait déjà plusieurs mois, la remise en

place aurait été plus facile juste après la naissance. L'ostéopathie réussit bien aussi contre les coliques. C'est plus efficace que de changer de lait tous les huit jours ! Et puis, ce que racontent les ostéopathes de ce qu'ils sentent pendant la séance est passionnant et permet de mieux connaître son enfant.
On ne pense pas à l'ostéopathie dans les maternités. Elle inquiète un peu, on a peur de faire mal au bébé, ou on ne sait pas qu'elle s'adresse aussi à lui. Il ne faut pas avoir peur : simplement, il ne faut pas consulter n'importe qui. »

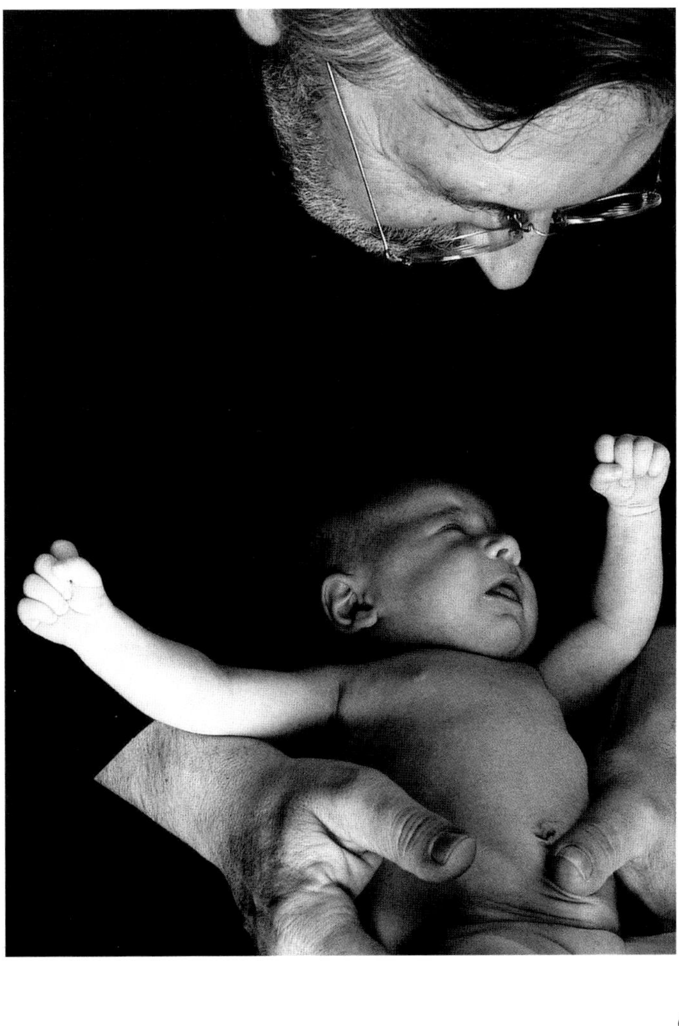

Les troubles du petit enfant

Il dort mal

Les troubles du sommeil sont l'une des causes majeures des consultations médicales pour les tout-petits : 20 % des enfants de 1 à 3 ans et 10 % des enfants de 4 à 5 ans ont des troubles du sommeil (British Medical Journal 2000). Hypertendus, ils se sentent visiblement mal dans leur lit. Bébé est gêné pour s'endormir, pleure lorsqu'on pose la main sur sa tête, cherche le contact avec le rebord, frotte et appuie sa tête sur les barreaux ?
L'ostéopathe va alors rechercher des anomalies de tension du crâne, des séquelles de pression du cordon sur la région cervicale ou le crâne (combien d'enfants ne naissent-ils pas avec le cordon autour du cou sans que l'on s'inquiète d'en mesurer les conséquences !).
Disons de façon imagée que c'est comme si l'enfant avait grandi trop vite, avec un chapeau trop petit. La boîte est trop étroite, il faut la desserrer.
Ces problèmes peuvent remonter à la grossesse, venir d'une position utérine un peu bizarre, très bas, en haut, à droite, à gauche…
On trouve ainsi des têtes plus plates à droite qu'à gauche. Même si ces déformations ne se voient pas, elles peuvent gêner l'enfant. Cela dit, si bébé se trouve bien comme cela, on le laisse tranquille !

Il louche – Ses yeux pleurent

Certaines malpositions crâniennes entraînent des problèmes oculaires. De nombreux bébés louchent, ou plutôt, comme on dit pour ne pas vexer, ils souffrent d'un strabisme léger et passager... que les manipulations du crâne résolvent aisément. En effet, l'œil, localisé dans la boîte crânienne, est suspendu à l'ensemble des os par quatre muscles. Des os crâniens mal positionnés peuvent provoquer une distorsion de l'orbite qui, même toute petite, entraîne une différence de tension des muscles de l'œil. En manipulant le crâne, l'ostéopathe va agir sur le positionnement des yeux.

De même lorsque les yeux de bébé coulent et sont collés tous les matins, les canaux lacrymaux sont sans doute compressés. Plutôt qu'un curetage, agressif, mieux vaut relâcher la position des os de la face, anormale dans ce cas, et où passe le canal lacrymal qui va ainsi se trouver desserré. A signaler aux petits et grands que les sinusites peuvent avoir la même cause et être traitées de la même façon !

Il s'agit toujours du même raisonnement : d'autres facteurs peuvent être en jeu, mais mieux vaut s'assurer qu'on n'a pas affaire à un dysfonctionnement mécanique déréglant le système neurovégétatif.

De même encore pour les pupilles qui ont du mal à se fermer, les yeux qui papillonnent sans cesse, ou encore pour les infections de la gorge, plus fréquentes si le tronc cérébral, point d'ancrage, subit des tensions.

Jérémie, qui n'a jamais mal

« A-t-il été victime d'un accident de voiture ou d'une chute très grave ? » a demandé l'ostéopathe lorsqu'on lui a amené Jérémie. Mais non : Jérémie était tout simplement… né, par un accouchement qualifié de « normal ». Sa mère se souvient cependant que quelqu'un lui est « monté sur le ventre » pour la « faire accoucher ! » A six mois, le bébé porte déjà des lunettes pour un strabisme. Mais de plus, « il hochait tout le temps la tête, il disait oui tout le temps ! » dit la maman de Jérémie. Le médecin préconise un électro-encéphalogramme. Un ami trouve pour sa part, en regardant des photos de Jérémie, que les os du crâne avancent trop. Jérémie a plus d'un an lorsqu'il entame ses séances d'ostéopathie : « Il louchait, c'était effarant, se souvient sa maman. Il était également insensible à la douleur. Un jour, il s'était brûlé la main sur un motoculteur jusqu'à en avoir des cloques. Eh bien, aucune réaction. » « C'est parce qu'ayant toujours vécu dans la douleur, il s'y est habitué », explique l'ostéopathe. Jérémie supporte donc fort bien les manipulations pratiquées par l'ostéopathe, qu'il appelle « père Noël », bien mieux que sa maman qui, les premières fois, ressort « complètement anéantie » d'avoir vu son bébé « malaxé comme un rubik's-cube » ! L'ostéopathe positionne le sacrum dans le prolongement de la colonne, s'intéresse aux vertèbres cervicales, au crâne, au visage, etc. : « Il y avait des problèmes partout ! dit la maman. Il remettait un petit bout à chaque fois… » Les séances ont lieu tous les six mois, puis tous les ans, et aujourd'hui à chaque poussée de croissance. A 10 ans, Jérémie a encore dû se faire traiter un pied et un genou. Son

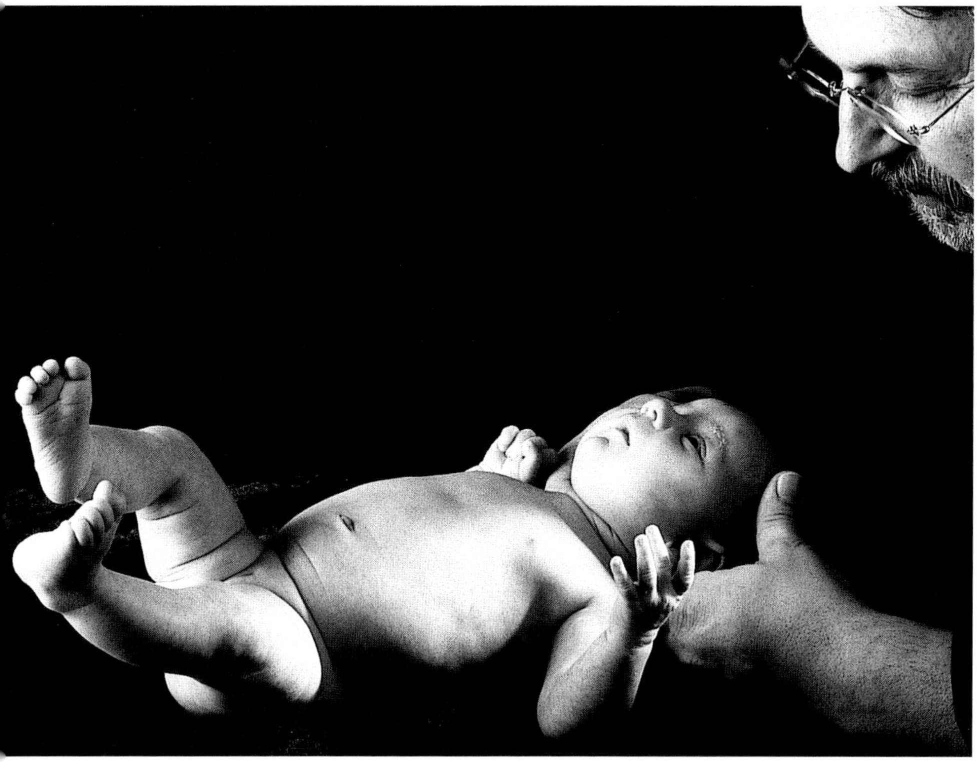

strabisme, opéré lorsqu'il avait 6 ans, ne se voit plus que très légèrement, quand il est fatigué.
« Si Jérémie n'avait pas été soigné de cette façon, il serait devenu très trapu, avec un cou de taureau et la tête enfoncée dans les épaules », explique la maman du jeune garçon. Celui-ci, à 13 ans, est aujourd'hui, avec ses 1 m 65, le plus grand de sa classe, chausse du 43, joue au rugby. Et il arrive même à pleurer lorsqu'il se fait mal !

Respiration et… scoliose

La position des os situés au niveau des pommettes (on les appelle « malaires » ou clé du crâne) conditionne le flux d'air au moment où bébé respire par le nez.
Une dysharmonie mécanique, même relative, de ces os peut entraîner une dysharmonie du flux respiratoire, au niveau de la narine gauche ou de la narine droite, et à son tour une dysharmonie du développement pulmonaire, des turbulences bronchiques… Et éventuellement une scoliose.
Un poumon plus développé que l'autre, donc allant plus en avant, imprime en effet une torsion à l'os, tire sur la dorsale où sont fixées les côtes. Et c'est là que l'on retrouve nos fameux appareils dentaires, bêtes noires des ostéopathes lorsqu'ils ne semblent pas indiqués (60 % des cas) par un problème médical, puisque c'est l'os malaire, en rapport avec les cervicales, qui supporte l'arc dentaire, et donc les superbes portails en inox.
Une étude réalisée par le docteur de Mauroy et portant sur 2 000 « gônes » lyonnais scoliotiques, dont 600 étaient appareillés de corset, a montré que 60 % de ces derniers, donc 360, avaient ou avaient eu un appareillage

d'orthodontie. Les ostéopathes ont tous vu des cas de scolioses démarrant quelques semaines après la pose d'un appareil dentaire (et objectivés par une radio avant-après !). Y aurait-il une relation de cause à effet ?... Disons simplement, de façon tout à fait raisonnable, que l'axe dentaire fait partie d'un tout et qu'envisager sa correction seule, sans prendre soin de vérifier la statique vertébrale, la mobilité du crâne, en un mot, sans vérifier la liberté articulaire de la personne porteuse d'un trouble dentaire, est une démarche très réductrice par rapport à ce qu'est un enfant, un homme, un vivant.

Dr Didier S., chirurgien-dentiste : « Une tendinite ? Voyez la première molaire supérieure gauche ! »

« Une formation en ostéopathie m'a permis de comprendre les interrelations entre les problèmes ostéopathiques et la mâchoire. Les muscles qui ouvrent et ferment la bouche sont en relation avec les autres chaînes musculaires. Une bascule du bassin peut jouer sur l'articulation de la mâchoire. De même, s'il existe une pathologie de l'articulation de la mâchoire, là encore des répercussions peuvent se produire à distance, au niveau du genou par exemple.

Des dents mal soignées, des infections au niveau des racines peuvent aussi avoir des répercussions à distance. Par exemple, il est possible qu'un sportif qui souffre d'une tendinite au talon d'Achille gauche ait en fait un problème avec sa première molaire supérieure gauche... De même, des obturations en métal peuvent perturber des organes à distance. Les nerfs passent du cerveau le long de la tête et du cou : des

interférences dues aux plombages agissent sur les nerfs. Une fois ces champs électromagnétiques mesurés, on remplace, si besoin est, l'obturation métallique par de la résine composite ou de la céramique.
Nous effectuons des tests « posturaux », qui consistent à mesurer la longueur des jambes, la rotation des chevilles, l'abduction de l'articulation de la hanche, la rotation de la tête. Si nous constatons un décalage dans la longueur des jambes, dû à une bascule du bassin, nous plaçons des cotons entre les dents pour recaler les mandibules et nous reprenons la mesure. Parfois, les chevilles ont gagné en souplesse, les jambes en longueur : dans ce cas, le dysfonctionnement provient de la mâchoire. Il faut alors redresser les dents à l'aide d'une gouttière en plastique, les rééquilibrer par de petits meulages. La chirurgie aussi peut remédier à l'asymétrie de la mâchoire. Les appareils dentaires, eux, verrouillent les dents entre elles et le porteur risque de développer une scoliose, surtout s'il y était prédisposé.
Des ostéopathes nous envoient leurs patients pour des tests, et nous voyons si c'est à nous d'intervenir, ou à eux. Lorsque le verrou de l'occlusion a sauté, l'ostéopathe est à même de débloquer la hanche, le genou, etc.
A titre préventif, il faut savoir que l'allaitement propulse la mandibule et qu'on rencontre par la suite beaucoup moins de problèmes. La meilleure position, c'est lorsque le bébé a la tête verticale. Plus tard, alors que la tendance est aux aliments mous, on doit manger aussi du "dur"... et mastiquer des deux côtés ! »

Sabine, ses dents et sa scoliose

« J'avais la colonne un peu tordue… », dit Sabine, qui a maintenant 19 ans. Cette scoliose handicapait tellement la jeune fille qu'un médecin préconise un corset, un chirurgien une opération de la colonne vertébrale… C'est un kinésithérapeute qui adresse Sabine à un ostéopathe : « La première fois, je n'étais pas trop rassurée ! reconnaît Sabine. Mais je lui ai fait confiance et ensuite, j'ai pris l'habitude de ces séances. Il regardait les radios, mobilisait ce qui n'allait pas. » Aujourd'hui Sabine, qui prépare un BTS de tourisme, se sent nettement mieux et son dos la fait beaucoup moins souffrir. Pas question cependant de pratiquer le tennis, comme elle en avait envie. L'ostéopathe lui préconise en revanche la pratique de la natation. Il lui déconseille par ailleurs le port d'un appareil dentaire. Le dentiste chez lequel il l'envoie lui redresse les dents par une gouttière en caoutchouc à porter la nuit et des exercices, que Sabine avoue ne pas avoir trop le temps de pratiquer régulièrement ! « Je sens tout de même la différence, indique la jeune fille. Avant, je ne mangeais que d'un seul côté. Et puis mes deux dents de devant se chevauchent moins. »

Asthme et rhinos

De plus en plus d'enfants souffrent d'asthme. Des côtes resserrées peuvent être en cause. Bien évidemment, on est en droit de rendre responsables du développement de cette affection respiratoire les allergies ou la pollution, mais elles ne sont pas forcément les seules fautives. Et en tout état de cause, mieux vaut avant d'entamer des traitements lourds et de longue durée, à base de ventoline et de cortisone, s'assurer que la cage thoracique est bien dégagée et pas en forme de bouteille de Perrier !

Le diaphragme thoracique, qui monte et descend sous le poumon, doit être parfaitement libre de ses mouvements. Le passage entre cou et thorax doit être ouvert. A chaque inspiration, le sternum doit pouvoir partir en avant et revenir à l'expiration appuyer sur le poumon pour en chasser l'air. Ce faisant, il appuie alors sur le thymus, autre glande miracle, très grosse chez les tout-petits et qui, son rôle achevé, disparaît vers l'âge de sept ans. Le thymus, sous la pression du diaphragme, sécrète des anticorps, de vrais antibiotiques naturels !

Si le diaphragme est resserré, l'enfant ne respire pas bien. L'ostéopathe fait jouer la zone entre les épaules et les omoplates pour desserrer l'étau.

Sans aller jusqu'aux bronchiolites et crises d'asthme, de nombreux bébés souffrent de rhino-pharyngites à répétition. Si votre enfant a marché pieds nus dans l'eau en plein hiver, l'ostéopathe n'y peut rien ! Un bon traitement médicamenteux reste la meilleure solution aux pathologies infectieuses. Mais en cas de répétition, si bébé multiplie les rhino-pharyngites et si les médicaments restent impuissants, la réponse est peut-être ailleurs.

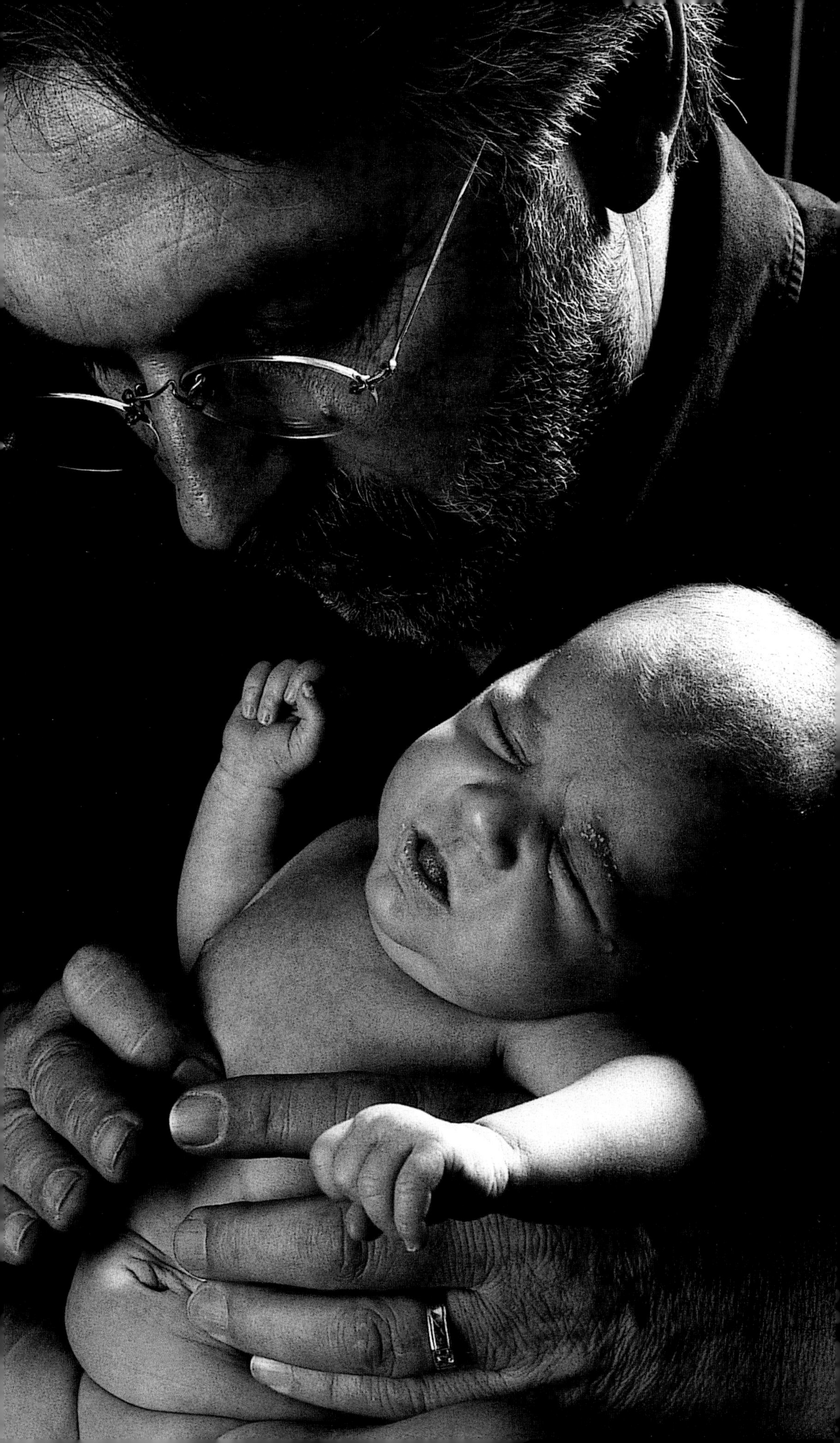

L'action de l'ostéopathe libère les mouvements thoraciques et relâche le diaphragme, ce qui permet à l'enfant de cracher et lui donne une meilleure ventilation.
Le diaphragme est souvent gêné dans ses mouvements sur ses piliers d'ancrage après l'accouchement, avec un retentissement respiratoire, puisque les petits respirent avec leur ventre. Les écoulements supérieurs entraînent aussi des problèmes au niveau de la bouche, du pharynx, des bronchiolites, voire des difficultés intestinales.

Les bronchiolites de Valentin

Dès sa naissance, Valentin tousse et son nez coule. Les canaux lacrymaux sont bouchés. Il a aussi un bras qui devient parfois tout bleu : problème de retour veineux, diagnostique le pédiatre. Valentin a également une peau atypique : il ne fabrique pas de graisse protectrice et a une tendance à l'eczéma. C'est pour ce dernier symptôme qu'il voit un homéopathe, lequel l'adresse à un ostéopathe. « Le bras de Valentin s'était arrangé tout seul, raconte la maman du bébé. L'ostéopathe a dit qu'il avait sûrement eu une petite fracture de la clavicule et qu'en adoptant une autre position, cela aurait passé plus vite. Pour les canaux lacrymaux aussi il aurait pu faire quelque chose… » Trois séances d'ostéopathie crânienne ont débloqué « quelque chose coincé au niveau du cou » et les crises de bronchiolite s'espacent nettement. Valentin a maintenant deux ans et retourne chez l'ostéopathe avant chaque hiver.

Laurine, menacée par l'asthme

Est-ce la faute au temps, à la pollution ? A la campagne, tout va bien mais le reste du temps, Laurine est « toujours malade », multiplie les bronchiolites qui commencent à dégénérer en asthme. « Elle était sous ventoline et antibiotiques, c'est embêtant pour un enfant si petit ; maintenant, elle va beaucoup mieux, ses rhumes guérissent spontanément, sans traitements lourds », raconte sa maman qui, à sept mois, sur le conseil d'une tante asthmatique, a emmené sa petite fille consulter un ostéopathe. Lequel profite de ces quatre visites pour « essayer de tout ranger », les vertèbres cervicales, les hanches mal positionnées : « Nous, on n'avait rien vu. C'est le pédiatre qui avait remarqué un petit défaut de la tête, toujours tournée quand Laurine était allongée. Maintenant, elle la maintient normalement. »

Les otites, les amygdales, les végétations

Une otite se définit par la présence d'un liquide, en principe non purulent, dans la cavité de l'oreille moyenne, à l'arrière du tympan. Cette cavité possède un « tuyau d'évacuation » vers le naso-pharynx, puis vers l'arrière-gorge : la trompe d'Eustache. Il est admis que son dysfonctionnement est la cause essentielle des otites moyennes et aiguës.
Ce conduit d'évacuation, s'il est comprimé par l'os qui l'entoure, va générer dans l'oreille moyenne une dépression et une perte d'aération. Les sécrétions naso-pharyngées vont alors s'introduire plus facilement vers l'oreille, et s'accumuler notamment sur les végétations, véritables réservoirs

à microbes. L'on sait, après une étude américaine (hôpital pour enfants de Pittsburgh, Pennsylvanie, E.-U.) publiée dans le JAMA le 8/09/99, qu'il y a une arrivée croissante de souches de microbes résistants aux antibiotiques, ceci suite à des administrations répétées et abusives de ces derniers. On sait d'autre part que la seule indication franche de l'ablation des végétations est la dyspnée obstructive et que dans les autres cas, le bénéfice est très modeste. De plus, l'intervention n'a aucune efficacité sur les rhino-pharyngites (Pr Narcy, hôpital R. Debré, Paris).
Enfin, l'ablation des amygdales n'est une indication formelle que dans le cas d'hypertrophie obstructive, c'est-à-dire d'amygdales énormes pouvant, surtout chez le tout-petit, provoquer des apnées du sommeil, parfois dramatiques.
Ainsi, donc, même dans le cas des otites à répétition ou des otites sérieuses, le bénéfice de la chirurgie n'est pas sûrement établi.
Par contre, chez le nourrisson, la malléabilité des os permettra à l'ostéopathe de redonner au conduit une taille normale, de manière durable, en écartant la pression osseuse. Chez l'enfant plus âgé, il sera nécessaire, surtout après plusieurs épisodes d'otite, de rétablir, outre la liberté des pièces osseuses, le bon fonctionnement physiologique du palais et des végétations, en libérant l'arrière-gorge. Ainsi l'enfant sera-t-il amené à une vie ORL normale, le nez respirant mieux, l'oreille se vidant bien et amygdales et végétations remplissant leur office de filtre naturel.

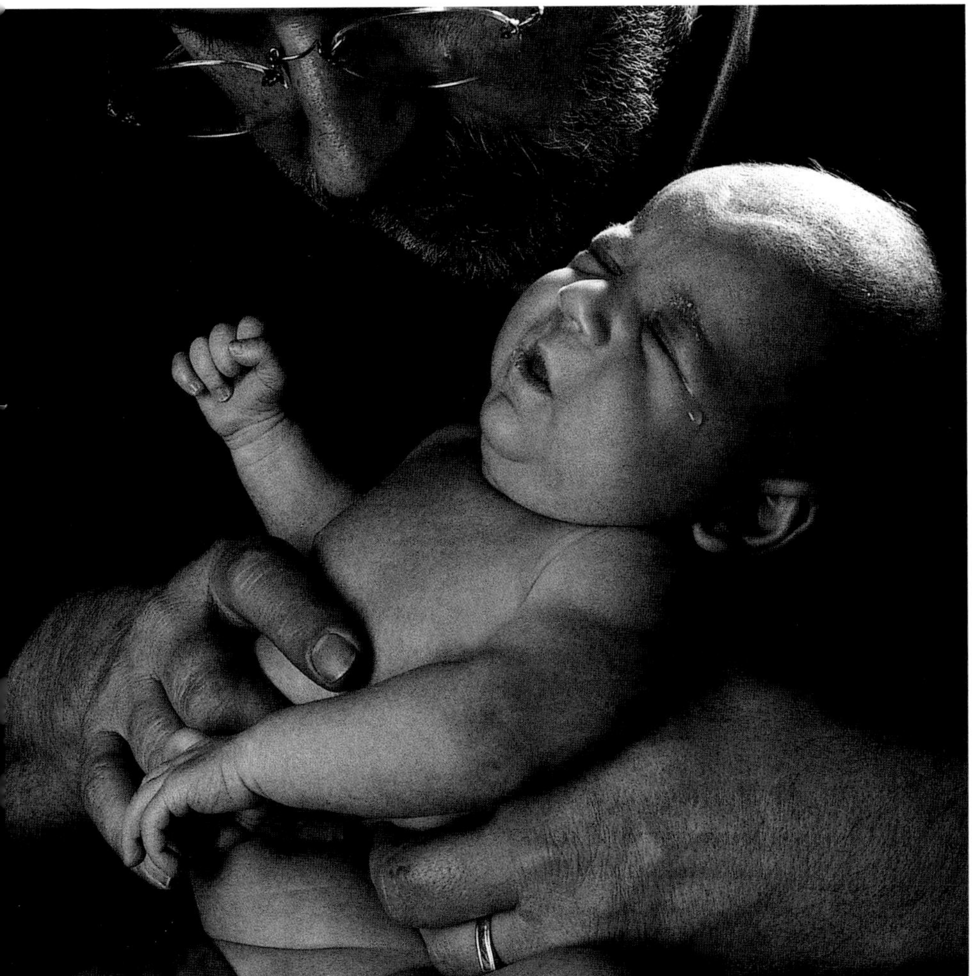

Florian ne porte plus de diabolos

Florian a eu de la chance : parce qu'on avait recommandé l'ostéopathie pour sa petite sœur, sa maman a eu l'idée de consulter aussi pour lui. Il a alors trois ans et porte des diabolos pour cause d'otites à répétition. Le crâne est serré, rien ne circule, il faut dégager tout cela... « La première fois a été impressionnante, constate la maman de Florian. Il mouchait, il crachait, cela lui sortait par tous les trous ! » Florian garde encore ses diabolos, par lesquels le pus s'écoule, pendant quelques jours, puis peut les retirer. Deux ou trois séances, et « il passe un bon hiver », se souvient sa maman. Par la suite, il s'offre deux séances par an, en mars et en octobre. « Là, il recommence une otite, annonce sa maman. On va vite y retourner pour préparer l'hiver ! »

Constipation, régurgitations, reflux, hoquet, cela passera-t-il avec l'âge ?

Bébé est constipé ? Normal, sa maman aussi ! Bébé a le hoquet ? Normal, il est goulu ! Bébé régurgite ? Normal, le lait n'est pas maternisé ! Bébé ne fait pas ses rots ? Il se tord de douleur ? C'est la classique colique du nourrisson ! Et puis, vous voyez bien qu'il prend du poids ! Alors madame, ne vous inquiétez pas pour rien, ne lui transmettez pas votre stress, tout cela passera... avec l'âge ! Bébé n'aurait-il pas le droit de manger paisiblement, de faire son rot dès le sein donné ou le biberon avalé, de digérer la totalité de son lait, en toute quiétude, et d'avoir des selles faisant dire à sa mère : oh le gentil bébé, il a fait un beau caca !

Tous ces désagréments, mineurs pour beaucoup de praticiens, sont hélas majeurs au quotidien pour la mère et majeurs également pour l'enfant qui peine, se tortille, pleure, souffre... et peut à juste titre penser : « Comme j'étais tranquille dans le ventre de maman ! »
Ces désordres, s'ils ne sont pas pathologiques, ce qu'il est parfois nécessaire de vérifier cliniquement, peuvent être réglés par l'ostéopathie. Un diaphragme peut être hypertendu et empêcher tout le lait de rentrer dans l'estomac ou l'air, d'en sortir.
Un intestin peut avoir un « coude » et ne pas transiter normalement. Un côlon peut être tiré en arrière et ne pas pouvoir s'évacuer librement. Un anus peut être trop serré, trop fixé et ne pas s'ouvrir largement.
Tout cela, toute cette mécanique peut être rendue libre, mobilisée, normalisée par le geste ostéopathique qui va redonner une fonction normale à ces tissus, lancer des rythmes de mouvements harmonieux à ce tube digestif tout neuf qui ne réclame qu'un petit « coup de main » pour convenablement remplir son office et faire d'un bébé mal dans son ventre, un bébé heureux.
Et quand bien même, la manifestation physique ne serait que l'expression d'un trouble psychologique (mais le physiologique et le psychologique sont si imbriqués à cet âge qu'il est difficile de démêler la réaction de l'émotion), nous aurions apporté à cet « être de langage », comme le dit Françoise Dolto, une réponse à son mal-être par une main à l'écoute et sur laquelle il peut compter pour dénouer calmement ce que son corps a entravé.

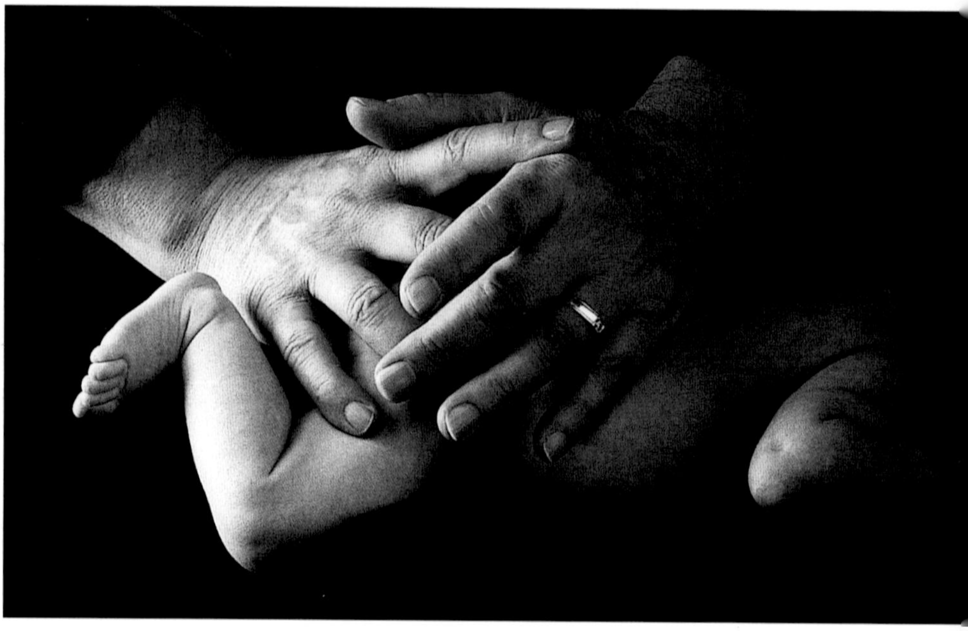

Pascale R., pédiatre spécialisée en gastro-entérologie, prescrit l'ostéopathie pour certains de ses tout petits patients

« J'ai découvert l'ostéopathie à travers le cas d'un nourrisson très constipé : l'obstétricien avait diagnostiqué une grosse déviation du bassin et on envisageait de plâtrer le bébé. Nous n'avons pas non plus de réponse très glorieuse à ce type de troubles, à part les lavements, suppositoires et laxatifs divers. La maman a emmené son bébé chez l'ostéopathe et la nuit suivant la manipulation, il y avait du caca plein la couche ! Un mouvement de bascule du sacrum au moment de l'accouchement avait provoqué des tensions musculaires et partant de là, cette constipation.

J'ai alors voulu me faire ma propre idée et j'ai appelé l'ostéopathe. Nous avons discuté, ce qu'il m'expliquait me semblait tenir debout. Il faut bien reconnaître que les ostéopathes possèdent des notions d'anatomie que n'ont pas 2 % des médecins !

J'ai également adressé à l'ostéopathe un petit régurgiteur, qui souffrait en fait de tensions dues à une vertèbre subluxée, peut-être là aussi une séquelle de l'accouchement. Il avait le thorax un peu dévié, une position un peu asymétrique, on avait l'impression qu'il était un peu « tiré ». Il allait être opéré d'une sténose du pylore, alors qu'en fait ça « coinçait » de l'extérieur. Après sa visite chez l'ostéopathe, il n'a plus vomi.

Il y a des enfants qui souffrent, que l'on sent toujours douloureux, tendus. Ils ont l'air gênés en permanence, et les médicaments n'agissent pas. Souvent, leur problème relève de l'ostéopathie. Lorsqu'on leur en parle, les parents sont étonnés, ou sceptiques, d'autres ont

peur d'avoir affaire à un charlatan. Il faut évidemment adresser les tout-petits à quelqu'un qui a l'expérience des enfants, mais il ne faut pas hésiter à faire appel à l'ostéopathie même pour les nouveau-nés. Avec la croissance, certains éléments de la structure se soudent, se fixent, la manipulation est alors plus compliquée.
Quant à mes confrères, beaucoup me prennent pour une folle ! Ils confondent tout, mettent dans le même sac le magnétiseur et l'ostéopathe. Pourtant, l'ostéopathie repose sur des bases purement anatomiques : l'homme tient debout grâce à son squelette et si quelque chose coince à ce niveau, il est normal qu'il y ait des répercussions. De plus en plus souvent cependant, on rencontre dans les maternités des obstétriciens, des kinés, qui savent en quoi consiste cette technique et qui orientent vers un ostéopathe. Mais il est dommage que contrairement aux autres pays, la France ne reconnaisse pas ce qui est une véritable spécialité médicale. »

Rémi n'est plus constipé

Dès sa naissance, Rémi pleure, tout le temps. Sitôt allongé, le voilà qui se met à hurler. Il faut tout le temps le porter dans les bras et il ne dort guère plus d'une heure par jour ! Rémi est dramatiquement constipé. Une radio de l'intestin révèle que celui-ci est trop tiré par les ligaments, la colonne vertébrale et le sacrum ayant été déplacés pendant l'accouchement. Résultat : une sorte de ligature qui entraîne des « bouchons ». A six mois, ses parents s'étant lassés des suppositoires, massages et légumes verts, Rémi est conduit chez l'ostéopathe. Sa maman trouve les séances plutôt éprouvantes : « Il pleurait tout le temps, c'était horrible. En sortant, nous étions tous les deux épuisés ! Avec l'impression au début de souffrir pour rien : quelques jours après chaque séance on notait un progrès. Et puis deux semaines après, cela recommençait… » Au bout de quatre séances cependant, Rémi fait caca tout seul, même si ses selles restent un peu dures. Ses parents lui donnent beaucoup à boire, des légumes verts, parce que « tout cela est un ensemble ». Aujourd'hui avec la marche, Rémi est définitivement tiré d'affaire !

L'estomac plié de Loris

Loris pleure beaucoup la nuit et sa maman a dans l'idée qu'elle souffre du ventre. Intuition exacte : l'estomac du bébé est plié en deux – la faute au diaphragme qui appuie dessus. « On nous avait dit qu'il n'y avait rien à faire, raconte la maman, mais notre pédiatre, spécialisée dans les troubles digestifs, nous a envoyés chez l'ostéopathe. » Loris a alors trois mois. « J'ai trouvé la séance très longue ! confie sa maman. L'ostéopathe lui "attrapait les boyaux", il faut vraiment avoir confiance ! » Mais dès la première manipulation, Loris « fait une nuit complète, ce qui ne lui était jamais arrivé même avec les médicaments. » Au bout de cinq séances, à quelque trois semaines d'intervalle chacune, « ça va beaucoup mieux », même si tout n'est rentré complètement dans l'ordre que lorsque Loris a commencé à marcher, mais quel temps gagné !

Sylvain, ou la « cheville constipée »

Sylvain, à neuf mois, vient pour la première fois chez l'ostéopathe, et plus parce que ses grands-parents sont des patients de celui-ci que pour une raison précise. L'ostéopathe se réjouit de cette visite : à neuf mois, un bébé, c'est encore de la pâte à modeler ! Il examine Sylvain des pieds à la tête, fait tourner le petit pied, tire sur les jambes pour rectifier l'axe un peu bizarre de l'une d'elles. « Il a parfois la cheville qui craque », se souvient le papa, sans y attacher beaucoup d'importance. Mais pour l'ostéopathe, la remarque fait tilt ! « Est-il constipé ? » lance tout à trac l'homme de l'art. Étonnement des parents devant cette question sans rapport apparent avec ce qui précède ! Mais la maman indique que oui, son fils est constipé « par moments ». L'ostéopathe diagnostique un petit problème au niveau du côlon ascendant, dû à une légère malposition du bassin lorsque Sylvain était encore dans le ventre de sa maman. Quelques manipulations remettent tout en ordre et Sylvain, superbe bébé en pleine forme, est réexpédié dans ses foyers sans autre forme de procès.

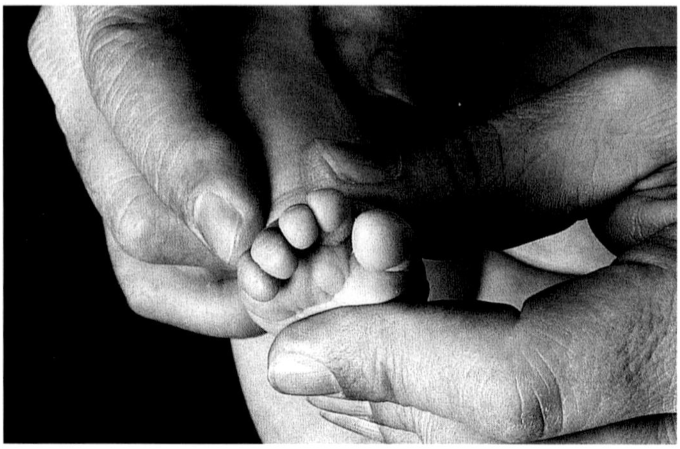

La peau, nettoyage par… l'intestin

L'eczéma, c'est nerveux, nous dit-on. Et effectivement, s'il se déclenche systématiquement le jour de la rentrée des classes, mieux vaut consulter un pédopsychiatre !
Mais certaines formes de cette maladie très désagréable peuvent venir… de l'intestin. Un problème d'absorption au niveau du côlon haut peut être en cause.
En effet, l'élimination des déchets organiques se fait par le tube digestif, les voies urinaires et la transpiration. Lorsqu'il se produit un ralentissement intestinal, outre que cela entraîne une constipation, une partie des selles peut être réabsorbée, et ces déchets réabsorbés provoquent des problèmes cutanés, la peau venant remplacer l'évacuation intestinale déficiente en servant d'émonctoire de remplacement.
La peau n'est alors pas très jolie d'aspect et peut même se couvrir d'eczéma, au niveau des plis, des genoux notamment, voire… partout. L'ostéopathe, en redonnant une bonne position au bassin, libère l'intestin de ses tensions contraignantes et freinantes. La défécation se fait mieux. Non seulement l'enfant n'est plus constipé, mais sa peau se nettoie.

L'eczéma de Mathilde

Lorsqu'un eczéma se déclenche chez Mathilde, trois mois, on commence par un traitement classique : pommade à la cortisone. « On appliquait la pommade pendant une semaine, l'eczéma passait, on arrêtait le traitement et une semaine après, cela recommençait… » raconte la maman de la petite fille, qui

téléphone à son employeur et lui explique pourquoi elle ne peut pas venir travailler. Celui-ci lui recommande un ostéopathe et récupère vite son employée car « en trois séances, plus rien ! »
« L'ostéopathe lui mettait les mains sur le ventre, ne bougeait pas beaucoup et on se disait que rien n'allait se passer. Mais après la première séance, Mathilde a eu une énorme crise d'eczéma. Nous étions prévenus et au bout de deux jours, c'était fini. Mathilde était également constipée : ce problème a disparu en même temps que l'eczéma. »

Les allergies de Guillaume

La maman de Guillaume connaissait l'ostéopathie, à laquelle elle avait fait appel pour un problème articulaire concernant sa fille aînée. Et pourtant, il ne lui est pas venu à l'idée de le consulter dès le début pour l'eczéma du bébé ! « Guillaume faisait beaucoup d'allergies, alimentaires surtout. Nous avons essayé toutes sortes de produits, y compris homéopathiques, sans résultat, raconte la maman. Nous avons alors fait appel à l'ostéopathe. L'eczéma n'a pas disparu tout de suite, mais au bout de six séances, c'était fini. » La première visite déclenche chez Guillaume une diarrhée spectaculaire qui effraie sa maman : « L'ostéopathe m'a dit de ne pas m'inquiéter, qu'il s'agissait d'une réaction à la manipulation, excessive mais qui ne durerait pas. Il trouvait cela plutôt positif, selon lui Guillaume était en train de se "nettoyer" ! » Le lendemain en effet, tout est rentré dans l'ordre. Après la deuxième séance, Guillaume commence à mieux dormir et à moins se gratter. Chaque séance apporte une amélioration. Des manipulations abdominales font disparaître constipation et difficultés de digestion. Au passage, le crâne de Guillame, un peu bosselé, est de nouveau bien rond. Sa maman se demande cependant maintenant si l'ostéopathie peut faire plus pour le petit allergique, toujours empêché de manger œufs et lait. Et comme Guillaume ne fait pas les choses à moitié, il est également allergique au pollen et sujet aux bronchites asthmatiformes. Il a aussi souvent le nez qui coule, de la fièvre. Mais là encore, sa maman n'a pas pensé tout de suite à en parler à l'ostéopathe ! Une fois mis au courant, celui-ci a « travaillé le thorax », un peu étroit, et les sinus, qui développaient des foyers infectieux passés inaperçus. « Au départ, explique la maman de Guillaume, je pensais que l'ostéopathie ne concernait que les problèmes osseux, le mal de dos... Je ne savais pas qu'elle jouait sur les organes. Je m'aperçois au fur et à mesure qu'elle peut s'appliquer à beaucoup de choses ! »

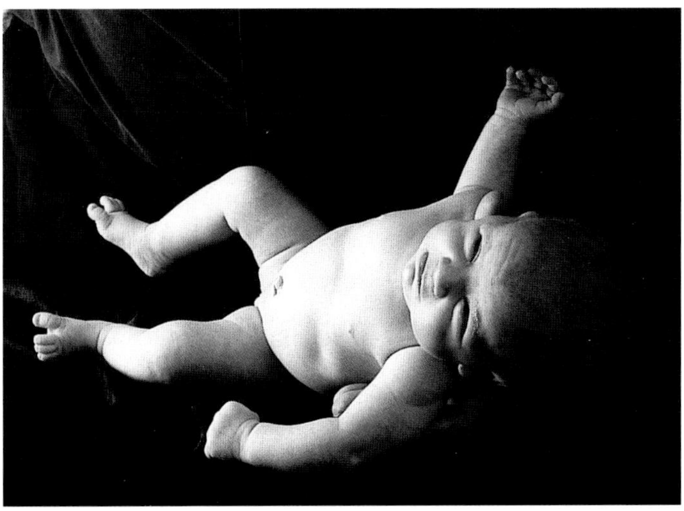

Trois ans, sept ans, des étapes clés

Sauf problèmes particuliers, ou accidents de parcours, comme les chutes, les visites chez l'ostéopathe restent espacées. Il est recommandé de s'assurer que tout va bien trois ou six mois après la marche. L'ostéopathe vérifiera la position du bassin, du pied, du genou, de la hanche. Il interviendra efficacement sur les pieds bots, plats, en dedans et sur toutes les anomalies liées à l'apprentissage de la marche (jambes en X, chutes en avant, troubles de la coordination ou de l'équilibre...).

Plus tard, vers l'âge de trois ans, il est fréquent que l'enfant se mette à faire des cauchemars, présente des troubles du sommeil et du comportement, que les psychologues expliquent très bien par ailleurs (complexe d'Œdipe, difficile apprentissage de l'autonomie, cauchemars de mort...). Une séance lui sera bénéfique aussi bien physiquement que psychologiquement, par la détente qu'elle lui apportera. Des enfants dits « agressifs » ou « hyperactifs », sortent paisibles de leur séance d'ostéopathie. Les tensions ont été levées, les anomalies du crâne et de la circulation énergétique résorbées. A tenter avant d'intervenir à grands renforts de sédatifs !

Vers 7 ans, on perd ses dents, comme dit la chanson. Les dents définitives commencent à apparaître et l'ostéopathe vérifiera qu'elles se mettent bien en place et n'influent pas négativement sur le reste de l'organisme. L'ostéopathie est réputée efficace dans le traitement de l'énurésie. En fait, les résultats en sont assez aléatoires. S'il existe une mauvaise position de la vessie, une manipulation peut la corriger. Mais le pipi au lit est souvent lié à des difficultés relationnelles avec les parents. Cela dit, une manière différente d'approcher l'enfant, le fait de le toucher aussi peuvent éventuellement provoquer un déclic.

C'est souvent à l'âge scolaire que l'on détecte les déficiences de vision. Inutile certes d'espérer que l'ostéopathe empêche votre enfant d'être myope s'il doit l'être : il ne va pas réduire un œil trop grand !

En revanche, pour l'astigmatisme, quand l'œil a un peu tourné sur son axe, si ce problème musculaire est lié à la position de l'orbite, un repositionnement du crâne suffit souvent à le résoudre.

L'entrée en cours préparatoire est le moment où apparaissent les signes de dyslexie, handicap lié à des difficultés de langage. Pour parler, il faut une langue, des mandibules, une bouche, un système nerveux en relation avec le système nerveux central à localisation temporale. Or ce dernier peut être restreint, comprimé (forceps par exemple), et cette limitation d'amplitude occasionne une gêne en aval, d'où des difficultés de langage, parfois aussi d'association des idées (ce qui conduira à une difficulté à faire une rédaction par exemple) ou de manque de concentration. L'ostéopathe peut libérer le cerveau, lui donner son plein volume. Une fois encore, tout ne vient pas de là mais avant d'entamer une longue rééducation, mieux vaut s'assurer que toutes les pièces sont en place, bougent et vivent normalement. L'ostéopathe dans ce cas ne fera pas de l'enfant un polytechnicien, mais au moins lui donnera-t-il la possibilité d'être au maximum de ce que son cerveau peut accomplir.

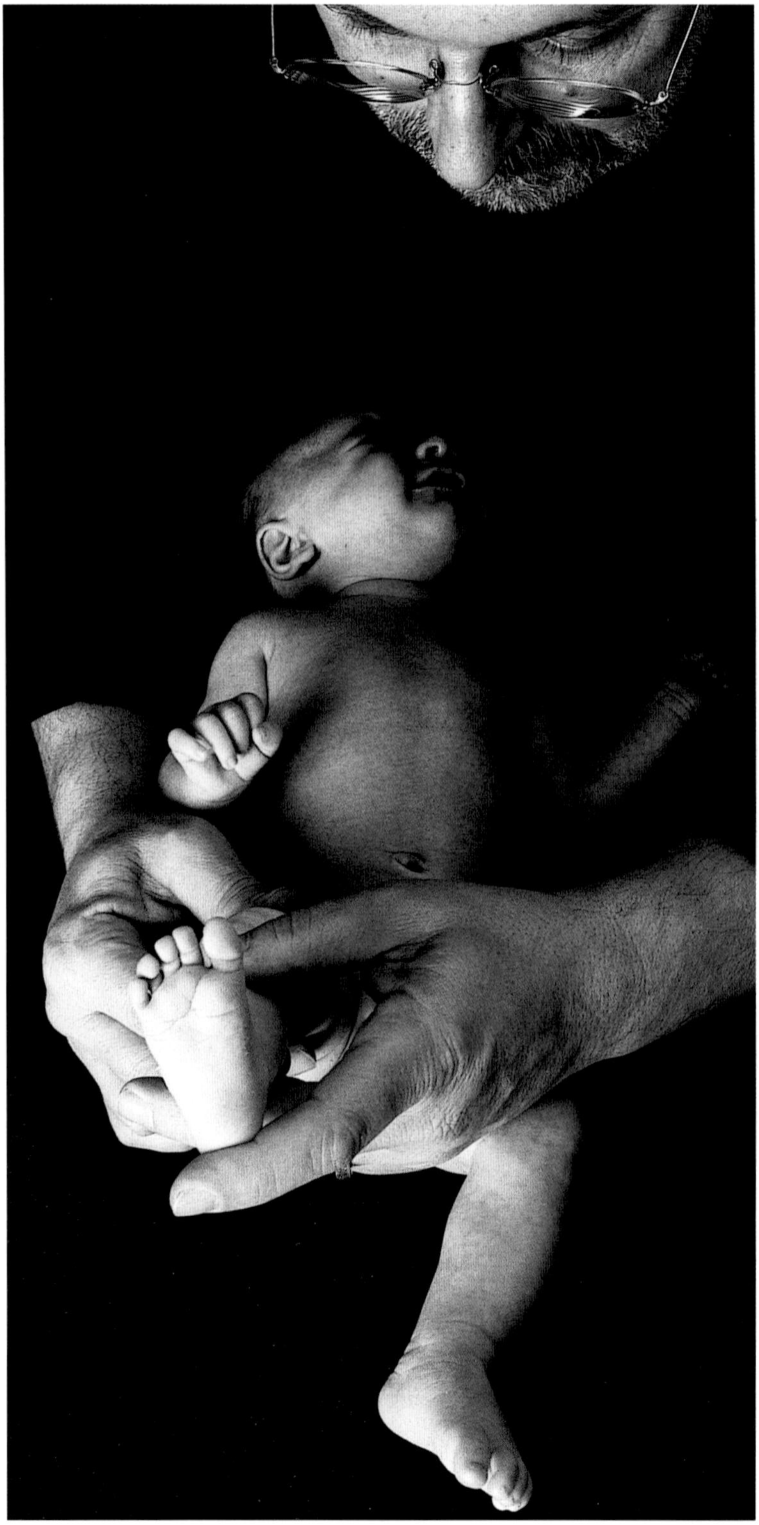

Les pieds de Sophie

Sophie déformait ses chaussures. Des semelles orthopédiques ne donnaient pas grand-chose, et pour cause : c'était les genoux qui se touchaient lorsqu'elle marchait, entraînant des malpositions en chaîne. C'est une vendeuse... de chaussures qui, ayant rencontré le même problème avec son propre enfant, conseille l'ostéopathie. Au passage, la maman de Sophie signale, par hasard, à l'ostéopathe que sa petite fille cligne sans arrêt des yeux sans que l'ophtalmologiste puisse expliquer ce phénomène. L'ostéopathe demande alors si Sophie a... des problèmes d'oreille. « Il pose parfois des questions surprenantes ! dit la maman. Mais en tout cas, en deux séances pour relâcher des tensions crâniennes, cette question était réglée. Pour le pied, c'était plus compliqué : Sophie avait déjà sept ans et à partir d'un certain âge il devient plus difficile de rattraper les choses. L'amélioration est très nette mais Sophie est toujours suivie, car son pied a tendance à se voûter. »

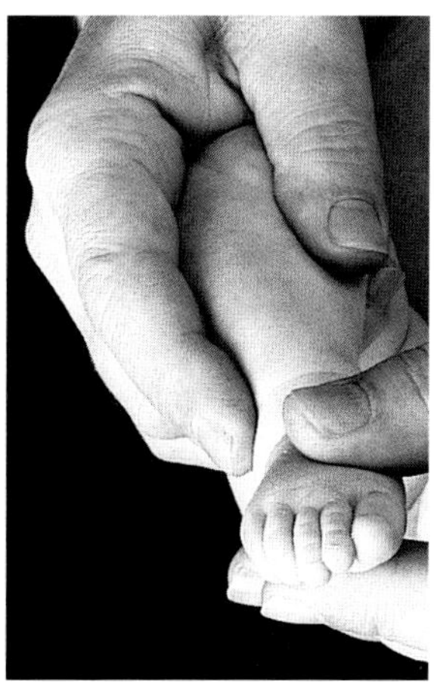

Romane n'aime pas que ses parents s'absentent

On ne sait pas comment les médecins accoucheurs s'y sont pris, mais Romane est venue au monde en dix minutes ! Depuis, elle régurgitait, était constipée et dormait en tout et pour tout une heure dans la journée et trois heures la nuit. Le schéma lésionnel est en place : sacrum, première cervicale, désaxation du crâne… L'ostéopathe a tout remis dans l'axe, relancé le mouvement. Si aujourd'hui, à deux ans et demi, Romane est à nouveau dans son cabinet, c'est qu'elle a bien installé son système de réaction : ses troubles resurgissent lorsque, après un séjour, ses demi-sœurs retournent chez elles ou, comme cette fois-ci, lorsque ses parents sont partis en voyage !

Marina : « Mon cou, il craque »

Tête penchée à la naissance, Marina est venue au monde avec des malpositions cervicales qui, dès l'âge de quinze mois, lui ont provoqué des crises : « Elle était toute crispée », dit sa maman. Mal à la tête, aux yeux, intolérance au soleil…

A deux ans, sa tête se couchait sur son épaule sans que radios et échographies ne décèlent quoi que ce soit. Envoyée par son médecin traitant, elle en est à sa quatrième consultation. Lors des précédentes, l'ostéopathe a posé le diagnostic : le système parasympathique de Marina ne recevait les informations que d'un seul côté. Par exemple, sa pupille ne se rétractait pas face au soleil. Il a débloqué tout le fonctionnement, notamment au niveau de la première cervicale qui, trop tirée, provoquait des spasmes pris par erreur pour un torticolis. Cette fois-ci, Marina, ravissante et dynamique blondinette de six ans, explique que son cou, « il craque à la gym. Quand je pars en arrière, crac ! ». L'ostéopathe apprend, pas très content, que Marina pratique dans son école maternelle sauts, roulades et... lutte. Il se lance au passage dans une diatribe pas vraiment féministe sur la mode qui veut que l'on fasse pratiquer aux garçons et aux filles, à la constitution si différente, les mêmes exercices. Et se résout à signer un certificat dispensant de sport Marina, dont la nuque reste fragile. D'une façon générale, si les ostéopathes traitent les sportifs de haut niveau, il leur arrive souvent de déconseiller à leurs patients « ordinaires » des sports qui, mal pratiqués, causent de grands dégâts.

Marie, une incontinence ancienne

A huit ans et demi, Marie souffre d'incontinence jour et nuit. Elle a subi des tonnes d'examens, y compris psychologiques. Un médecin finit par déceler des tensions cervicales et adresse Marie à l'ostéopathe. En fait le handicap, très gênant pour cette petite fille, vient d'une mauvaise position du sacrum, qui tire sur certains ligaments qui tirent eux-mêmes sur la vessie. Au bout de trois séances, l'amélioration est sensible. Etant donné l'ancienneté du trouble, le résultat n'est pas encore parfait : Marie est propre le jour, pas encore complètement la nuit. Mais la maman de Marie, pour des raisons de budget, ne peut malheureusement pas poursuivre les consultations. A quand le remboursement de l'ostéopathie ?...

L'ADOLESCENCE, ÇA TIRAILLE EN TOUT SENS !

Puis vient la période redoutée, à juste titre, de l'adolescence ! La puberté entraîne des changements physiologiques considérables, qui mettent l'adolescent mal à l'aise physiquement et psychologiquement. L'os grandit, ça tire de partout.

Une séance d'ostéopathie détendra le petit qui devient grand, lui permettra d'appréhender plus sereinement un aspect et une personnalité inédits. C'est pourquoi on peut dire que l'ostéopathie apporte une aide aussi dans les difficultés relationnelles et scolaires. Une fois de plus, rien de magique à cela !

Il est simplement dommage que l'on attache aussi peu d'importance à la part pourtant souvent considérable que peut prendre une gêne physique dans un échec scolaire ou des comportements asociaux. Dans un corps plein de nœuds, l'esprit a du mal à se concentrer ! L'ostéopathe dénoue les tensions et rétablit la circulation des fluides. Par la même occasion, l'adolescent prend conscience de son corps, de son fonctionnement et des causes réelles de ses petits bobos.

On a ainsi une chance de sortir de l'équation : douleur = cachet, et d'éviter une nouvelle génération Juvépirine.

Lorsqu'on a pris l'habitude d'évacuer le moindre malaise à coups de médicaments, on tombe relativement facilement dans l'abus d'antidépresseurs – et notre pays est l'un des plus gros consommateurs de ce type de palliatifs. De là à avoir recours à des drogues plus dures…

***Franklin,** « **bloqué de partout** »*

Franklin, 11 ans, vient depuis trois ans chez l'ostéopathe lorsque rien ne va plus. Très sensible, introverti, souffrant de difficultés auditives et de vision et manquant de confiance en lui, il bloque dès qu'on le bouscule un peu, somatise, se ferme de partout. Pourtant apparemment bien intégré au début dans sa classe de sixième, depuis un mois il ne parle plus, ne bouge plus, a du mal à se lever le matin et recommence à marcher sur la pointe des pieds. Rythme trop rapide à l'école ou dispute entre ses parents, comme le suggère sa mère ? L'ostéopathe lui préconise chorale et tir à l'arc et en même temps, relâche toutes les tensions. Arrivé les épaules rentrées dans le cou et le visage inexpressif, Franklin, en partant, a retrouvé le sourire et semble s'être déplié, comme une chrysalide qui devient papillon. C'est dur de devenir grand, et cela fait du bien qu'on s'occupe un peu de notre corps !

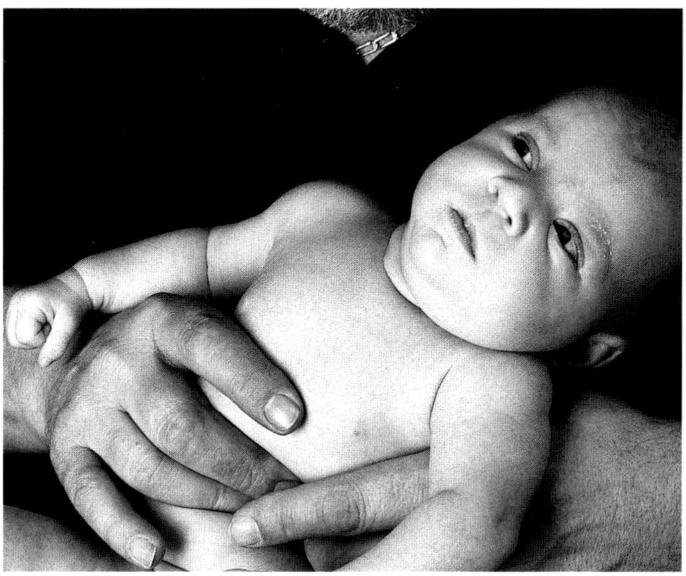

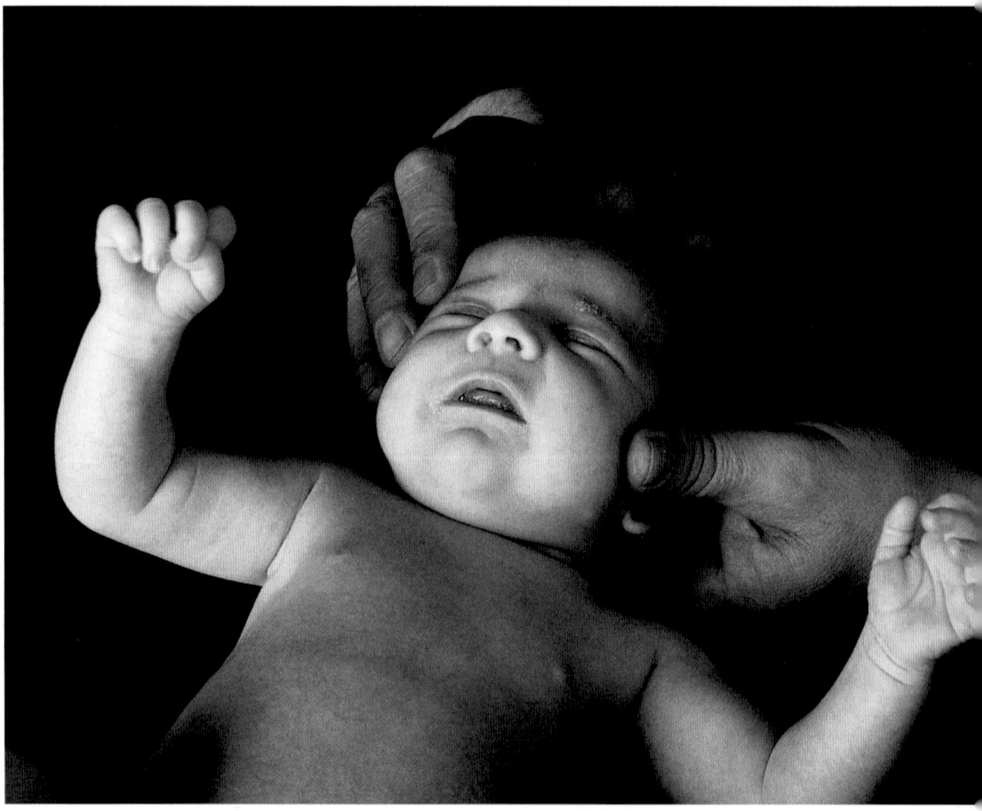

Enfants handicapés : libérer la compression du crâne

Les parents d'enfants handicapés, dans leur angoisse, sont souvent à la recherche de solutions miracles. Là encore, l'ostéopathie joue la carte de l'honnêteté : certaines lésions sont irréversibles. Pourtant, même dans ce cas, elle peut améliorer l'état général et il est important de faire appel à elle le plus tôt possible. En effet l'ostéopathe va s'efforcer, par des manipulations au niveau du crâne, de faire parvenir l'enfant au maximum de ses capacités en donnant de l'espace, de la liberté au cerveau, en lui permettant de prendre le plus de volume possible, le plus de liberté possible et la stimulation de ses sens permettra à cet enfant de s'éveiller au maximum de ses potentialités. Ce travail s'effectue avec plus de réussite pendant les premiers mois de la vie, lorsque le crâne est encore complètement malléable.

Romain : le cerveau comprimé par le liquide céphalo-rachidien ou, comme dit sa maman, « de l'eau plein la tête ! »

Romain, ancien prématuré, a souffert de convulsions. A deux ans, il ne parle ni ne marche. Son cerveau est emprisonné à l'intérieur de ses membranes et son liquide est figé.

L'ostéopathe repousse le liquide céphalo-rachidien dans l'ensemble de la colonne vertébrale en exerçant des pressions sur des points très précis du crâne pour détendre les structures et toutes les enveloppes, ce qui permettra une meilleure irrigation du cerveau.

Il s'agit de donner à ce dernier le plus de place possible !

La séance est assez éprouvante, Romain crie, vomit

tout son petit déjeuner et sa maman, plutôt secouée, doit s'isoler dans la pièce voisine. Mais sitôt les manipulations achevées, le bambin cavale à quatre pattes sur la moquette et joue à cache-cache en riant. L'ostéopathe est satisfait : des progrès moteurs de Romain, mais surtout de son regard rieur. Un enfant qui rit, c'est un enfant détendu, plus réceptif à son entourage, à son environnement ! Il va poursuivre ses visites régulières, amené par sa maman qui a arrêté de travailler pour, sur les conseils de l'ostéopathe, « surstimuler » son enfant pendant ses premières années.

Hugo : son crâne ne grandit plus

A l'âge de six mois, la courbe d'évolution du périmètre crânien d'Hugo ne grandit plus. Inquiet l'ostéopathe consulté a pressenti un risque d'épaississement et de soudure prématurée des os du crâne. Il adresse Hugo au neurochirurgien, le docteur J.-D. P. pour un diagnostic et une éventuelle indication opératoire, connaissant là ses limites.

Suite à une intervention avérée indispensable pour Hugo, le chirurgien a conseillé de consulter, après la cicatrisation, l'ostéopathe, pour des manipulations douces au niveau des sutures crâniennes afin de favoriser et normaliser la mobilité rendue par le geste opératoire. Hugo a retrouvé un bon développement de son crâne une augmentation harmonieuse de son périmètre crânien. Il est très détendu et grandit dans de bonnes conditions. Même si un petit trait blanc faisant le tour de ses cheveux lui rappellera toute sa vie un certain ostéopathe suivi d'un certain chirurgien !

Conclusion

Vous êtes au terme de cet ouvrage. Que quelques réflexions vous permettent d'envisager sereinement ce bel acte d'amour et de don de la vie qu'est la grossesse.
Retenez que nous, ostéopathes, par notre compétence spécifique, faisons partie intégrante de l'équipe de « préparation à la naissance » et de celle d'aide à la vie du nouveau-né puis de l'enfant. Notre apport dans l'humanisation de la grossesse doit faire en sorte que la mère et l'enfant arrivent heureux à la fin de cet événement qu'est la maternité.
Permettez ensuite au bébé de choisir le jour de sa venue au monde en laissant faire la nature. Prêt à voir le jour, il vous fera signe afin que votre organisme, qui a tout prévu, mette en œuvre son passage à la vie extérieure.
Souvenez-vous qu'avec toute l'équipe intervenante nous serons là pour, comme le dit le professeur Jean-Pierre Relier, « aider la future mère à créer, dès le départ, avec son enfant, une relation à la fois saine et forte, une relation d'écoute, une relation d'amour ».
Développez le « sens de l'enfance » (F. Dodson), fondement de toute connaissance sur la croissance et le développement de ce nouvel être afin de ne pas interpréter en adulte mais en observateur et accompagnateur attentif.

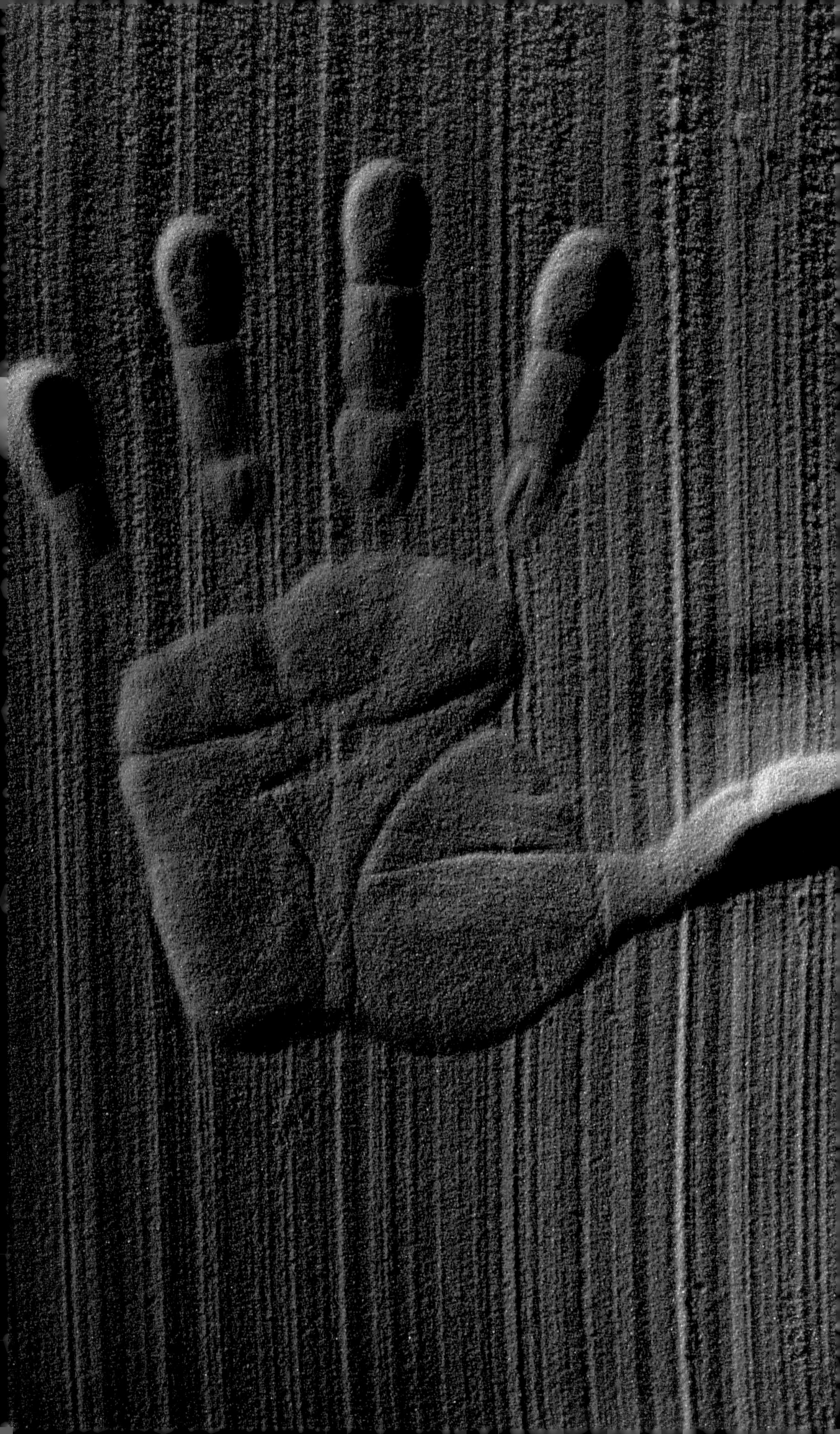

Enfin, grâce aux travaux de Françoise Dolto, ayez toujours en mémoire que « des atteintes organiques précoces peuvent provoquer des troubles du schéma corporel et entraîner des modifications passagères ou durables à vie de l'image du corps », troubles que ce livre vous permettra de mieux comprendre et auxquels notre art pourra, dans un certain nombre de cas, apporter une réponse bienfaisante dans le seul et unique but : que l'enfant puisse être le plus beau capital du couple et qu'ils soient, ensemble, emplis de bonheur, et que la joie soit dans les cœurs.

Définition des critères d'un ostéopathe DO :

Nature du diplôme

Le diplôme d'ostéopathe, DO, est national et défini par la Collégiale Académique qui regroupe les établissements de formation ostéopathique de France.

Droit au titre DO

Ont droit au titre d'ostéopathe DO tous praticiens :
- qui ont accompli avec succès le cursus d'études complet défini selon les critères de la Collégiale Académique
- qui ont obtenu, après présentation d'un mémoire, leur diplôme en ostéopathie,
- qui, dans leur activité professionnelle, exercent spécifiquement en qualité d'ostéopathes, excluant de leur pratique toute autre forme de thérapie codifiée dans le cadre d'une autre profession de santé.

Critères de compétence

Nul ne peut exercer l'ostéopathie s'il n'est pas titulaire du diplôme en ostéopathie selon les critères de formation de la Collégiale Académique, selon les critères d'exercice professionnel établis conjointement par l'Association Française des Ostéopathes, le Registre des Ostéopathes de France, et l'Union Fédérale des Ostéopathes de France.

Place des Ostéopathes DO parmi les autres professionnels de santé

Des échanges s'effectuent en permanence avec les différents corps de santé :
- Au sein des établissements de formation en ostéopathie, des docteurs en médecine sont responsables

de l'enseignement des sciences fondamentales (radiologie, histologie, embryologie, sémiologie, diagnostics d'exclusion, etc.), des chirurgiens dentistes et des orthodontistes enseignent leur spécialité dans le cadre des connaissances médicales générales.
– Dans la pratique quotidienne, chaque ostéopathe DO travaille en complémentarité avec le radiologue, le médecin généraliste, le neurologue, l'orthodontiste, le psychologue, l'orthophoniste, etc., car ils traitent des patients communs.

Aujourd'hui, la profession d'ostéopathe DO est structurée tant dans son éthique que dans sa déontologie.
C'est la mission du Registre des Ostéopathes de France (ROF) d'être le garant des valeurs professionnelles de l'ostéopathe DO.

OBJECTIFS :

- S'assurer de la valeur académique du cursus de formation.
- Faire respecter l'éthique et le code de déontologie.
- Répertorier les professionnels ostéopathes DO.
- Créer et entretenir des relations avec les Registres nationaux étrangers.
- Etre représentatif et garant, sur le plan national et international, de la compétence et de la moralité des professionnels dûment enregistrés comme DO, Membres du Registre des Ostéopathes de France (ROF).

ETHIQUE ET DEONTOLOGIE

Ethique : questionnement sur les valeurs

- Ethique clinique, qui fixe les éléments définissant les relations avec le patient (indications, contre-indications, limites de la pratique)
- Ethique relationnelle, qui définit les relations avec les différents praticiens de santé. En effet, l'ostéopathie doit être identifiée sans ambiguïté par rapport à toutes les autres pratiques corporelles manuelles.
- Ethique et Santé Publique :

L'intérêt individuel, c'est la conception des ostéopathes de la globalité dans l'unique.

L'intérêt collectif : c'est le phénomène social et préventif de l'ostéopathie.

Déontologie : ensemble de règles qui découlent du questionnement des valeurs (morale professionnelle).

- Le patient a le libre choix de son praticien et inversement, un praticien peut refuser, pour des raisons qui lui sont propres, de soigner un patient sous condition de le recommander à un confrère.
- L'ostéopathe est garant de la finalité et du bon usage des soins.
- L'ostéopathe collabore à la prévention et à l'éducation sanitaire du patient.

AUX ÉDITIONS SULLY

Alain Bienvenu, *Le corps et les lois de la vie.*
Marc Dovero, *La relaxation énergétique.*
Marc Dovero, *Vaincre l'anxiété aux examens.*
Chéreau Jean-Pierre, *La colonne d'harmonie.*
Colette Gourgues-Lerisson, *Mieux-vivre grâce à l'énergétique chinoise.*
Colette Gourgues-Lerisson, *Les douze portes de la conscience.*
Dr Gérard Guasch, *Quand le corps parle, Introduction à l'analyse reichienne.*
René Haussin, *Guide pratique des compléments alimentaires et des remèdes naturels.*
Daniel Kieffer, *Cures anti-stress et santé globale.*
Dr John R. Lee, *Équilibre hormonal et progestérone naturelle.*
Dr John R. Lee, *Tout savoir sur la préménopause.*
Ronald Mary, Philippe Menechi, *Guide familial des élixirs floraux.*
Serge Paoletti, *Les Fascias.*
Jean-Luc Sagniez, *Rééducation des vertiges d'origine périphérique.*
Roger Santini, *Notre santé face aux champs électriques et magnétiques.*
Andrew Taylor Still, *Autobiographie.* (momentanément épuisé)
Andrew Taylor Still, *Philosophie de l'ostéopathie.*
Carol Trowbridge, *Naissance de l'ostéopathie, Vie et œuvre d'A.T. Still.*

Collection Bibliothèque Bouddhique
Pierre Crépon, *Les enseignements du Bouddha, Contes et Paraboles.*
Kogen Mizuno, *Les principes fondamentaux du bouddhisme.*
Hans Wolfgang Schumann , *Le Bouddha historique.*
Aoyama Shundo, *Zen, graine de sagesse.*
Vendetti-Reikai, Luc Boussard , *Pélerinage chez les maîtres éminents.*

Les Éditions Sully publient la revue trimestrielle ***Énergie Santé***, qui traite régulièrement, et de façon approfondie, des approches alternatives de la santé : nutrition, énergétique, thérapie manuelle, phytonutrition, psychosomatique, etc. Vente par abonnement (Index des anciens numéros sur simple demande).

Éditions Sully – BP 171 – 56005, Vannes Cedex, France.
Tél. : 02 97 40 41 85 - Fax : 02 97 40 41 88
E-mail : editions.sully@wanadoo.fr

Achevé d'imprimer en novembre 2000
sur les presses de la Nouvelle Imprimerie Laballery
58500 Clamecy
Dépôt légal : novembre 2000
Numéro d'impression : 010076

Imprimé en France